U0215960

文成天縱

李鴻濤　主編

中醫古籍稀見稿抄本輯刊

ZHONGYI GUJI XIJIAN GAO-CHAOBEN JIKAN

50

广西师范大学出版社
GUANGXI NORMAL UNIVERSITY PRESS
·桂林·

第五十册目録

曹氏醫案不分卷（乾册、坤册、離册、坎册）

〔清〕曹存心撰
清管蓮洲抄本

曹氏醫案不分卷

本書爲中醫醫案著作。曹存心（一七六七—一八三四），字仁伯，號樂山，清代名醫，江蘇常熟人。曹仁伯繼葉天士、薛生白而起，被譽爲『德被吴中，名馳海外』的第一人。本書主要分門輯録曹氏臨證醫案五百餘則，每案先述臨床症狀、病因病機及治療大法，後列方藥。輯録者將每案病證加以概括，書於版心下端，便於讀者研閱。本案所列病證，大多爲内科病證，部分爲外科、小兒科、婦科、五官科病證。本書與清代道光年間昆山儒醫潘道根所抄《吴門曹氏醫案》不同，且本書之醫案必詳方藥劑量。曹仁伯臨診既久，所遺醫案較多，故其弟子在各個時期抄録的醫案相互之間并無重複。如晚清柳寶詒《柳選四家醫案》收有曹氏《繼志堂醫案》，《吴中珍本醫籍四種》亦收有《曹仁伯醫案》。本書爲研究曹氏學術提供了珍貴資料。

曹氏醫案

乾册

惠卿錄于吳門

衛　欵脹滿，以乾氣，氣塞，脈弦塞，

少腹氣營兩病，衰還而虛患。

旋覆花（包）三錢　川石斛（先煎）四錢　白茯人（朱拌）三錢　大腹皮（洗）三錢

代赭石（生）四錢　元參三錢　川貝（去心）三錢　東瓜子四錢

硃茯神　生蛤殼（打）五錢　川斷三錢　炙雞金三錢

一

衛欵脹滿

熱十吉

頭痛耳鳴胸悶嘔心熱已十一日脈數

風淫旁起頭瘨三

鮮金斛生　桑葉三　連翹四　赤芍三

滁菊三　白蒺藜四　石決生五　玄參五

黑山梔三　石決明生五　竹茹三　通草二

時毒痰疱腫脹表熱脈數風溫
痰濁交壅防增喉痹宜輕思
桑葉三 杏仁三 牛蒡子三 橘白一
白蒺藜四（去刺） 土貝四（去心） 赤苓三 白前錢半
鈎勾三（後下） 絲瓜絡三 山慈菇 枇杷葉三（拭去毛）

二

時毒痰邑

腑垢已下

腑垢暢下，氣機仍未通達，在少腹

當噯氣，治宜疏通。

旋覆花（绢包）钱半　路路通三钱　金鈴子（切）三钱　代赭石四钱

瓦楞殼（煅）开　烏藥钱半　延胡索（醋炒）钱半　雞內金（洗去垢）三钱

沉香曲三钱　青皮钱半　兩頭尖　車前子（开）四钱

肝虛氣弱不能運用痰濁欬嗽不
已脈状微弦須加意慎調

南沙參三錢　白芍三錢　冬瓜子四錢　沙苑子三錢
生蛤殼打卅　粉炙草五錢　料豆衣三錢　玉蝴蝶三對
海浮石三錢　茯苓三錢　款冬花三錢　元參秋石五分同拌三錢

三

痰濁欬嗽

音啞喉痺

陰虛火炎音啞肺弦喉痺咽痛咳嗆病道深遠理〻難痊

西洋參五 白芍三 黛蛤散包四 玉蝴蝶三分

南沙參三 甘草一 兔服子五 生谷芽五

元參秋石拌三 川貝去心三 茯苓三

感冒之後，舊恙复劇，氣急欬嗽，脈耎滑，宜標本兩治。

桑葉　生蛤殼　生草　料豆衣

白杏仁　冬瓜子　川石斛　橘白

川貝母　白蒺藜　白石英　竹茹

四

感冒之後

耳鳴目花

耳鳴目花頭暈嘔心脈不弦宜平肝風降痰濁

生龜版四錢　桑葉三錢　橘白一錢　穀精子三錢

石決明一兩　丹皮三錢　薑半夏三錢　決明子三錢

靈磁石四錢　甘菊瓣一錢（宗作滁菊花三錢）　夜明砂三錢

白蒺藜四錢　煅礞石四錢

失血三年

五

三年來屢因失血今春復增咳嗽吐痰兩旁右脇作痛脈細舌紅少苔陰分虧損木火上乘肺胃時逢大節尤宜加慎

鮮沙參三錢　鮮金斛四錢（折）　墨旱蓮三錢　川貝三錢（去心）

黛蛤散四錢（包）　地骨皮三錢　熟女貞三錢　冬瓜子（打）四錢

桑白皮（炙）三錢　粉甘草一錢　知母三錢　西洋參（打）一錢

藕節一兩

喉風起腐

喉風紅腫起腐脈數陰分不免痰熱由風所束走入肺胃遂有是患易於增重未可忽視

桑葉三　馬勃　白蒺藜（去刺 炒）四　薄荷寸

杏仁（去皮尖）三　甘中黄寸　石決明开　連翹（去心）三

土貝（去心）四　秋中白寸　川石斛四　竹茹三

枇杷露开

双乳蛾腫突脈滑消散頗難風温
邪痰濁上壅其勢方張未可忽視
冬桑葉三 赤芍錢 旋覆花包錢 竹茹錢
白杏仁三 象貝三 海浮石三 金鎖匙三
土貝母 馬勃八分 白前錢 生蛤殼打开
枇杷露开温服 六

双乳蛾

哮喘痰濁

哮喘逾四年，今四月發已，今二候，喉鳴
氣粗，咳逆不能止，痰系黑色，一已即止。
脈來滑，此氣與血不能流行，二候痰濁壅
阻如塞也，宜先治所急。蘿白頭三下
桂枝分　蘇子三　鵞管石三下　茯苓三
白杏仁三　白前五　款冬花三　東瓜子
象貝　白芥子半　橘紅乙　丹參三

脇痛稍有浮腫痛嗽難以屈
溫熱濕蘊亟須速為解散平素胃
寒泛吐涎須兼顧
忍冬藤四　煅瓦楞粉四　茯苓三
綠豆衣三　滑石三　生米仁四
川石斛四　絲瓜絡三　淡竹葉三
七

脇痛已清

暑溫類瘧

暑溫類瘧，往來寒熱，口不渴，脈不暢，舌白黄，大便溏垢不暢，熱鬱於裏，濕束於外，須作速解散之。

香薷一錢　只殼一錢　黄芩錢半　澤瀉錢半

藿梗一錢　半夏（製）錢半　省頭草三錢　白蒺藜（刺）錢半

大杏仁三錢　象貝（去心）錢半　赤苓三錢　桑枝一尺

脾寒痛瀉已久，氣陰兩損，濕熱下陷，肛間結腫，旬日以來，肛癰消散，頗覺爽爽，今當先治所急。

歸鬚錢　忍冬藤四　槐米炭三錢　無花果三錢

赤芍錢　瓜絡三錢　茯苓三錢　生米仁四

土貝去心四　連翹去心三錢　川萆薢

八

脾寒痛瀉

風癩堅結難消

旋覆花（絹包）三錢　白芥子二錢　炙雞金三錢　大腹皮三錢

煅瓦楞粉（研）　浙貝母　川楝子三錢　降濕

吳茱萸三分　烏藥　玉蝴蝶三分　豬苓三錢

風癩雜淡

便血延久，肝脾不固，濕熱乘虛下注，脈軟弦，宜表裏兩治。

上川連（姜水炒）八分　槐米炭三錢　煨木香八分錢　墨旱蓮錢

清阿膠（海石粉炒）錢半　淡芩炭錢半　陳皮錢　陳粽炭錢半

白芍（炒）錢半　側柏炭錢半　茯苓三錢　藕節炭五錢

九

便血延久

陰損發熱

向患血症陰損已甚近來發熱兩旬暮夜尤熱大便曾溏形容枯槁咳則胸痛舌質紅脈弦長不細大重按兩手均亦神勞傷而黃甚肺元虛耶患病已深乃重地時逾大節防旋有變端不敢忽視矣

鱉甲心炙 原金斛四 川貝去心三 絲瓜絡四

青蒿子炙 功勞子三 代蛤散三 硃茯神四

細生地四 石決明杵 地骨皮三 扁豆衣三

荷梗尺 芦根杵

兩年前病青腿牙疳今夏發熱甚已脫齒五枚氣急不已脈軟大便溏薄屬標實攻補兩難內外全病棘手之至

旋覆花（包）三錢 土貝（去心）四錢 扁豆衣三錢 丹皮三錢

代赭石（煅）四錢 原支金石斛四錢 白茯苓四錢 白茅根开

石決明开 甘中黄一錢 澤瀉三錢

管仲开 益湯代水十

青腿牙疳

石榴疳

暑熱入陽明發為石榴疳紅腫初起正發越之時也嵌爪腫痛脈數須黄解之

荊芥三　川柏炭　忍冬藤兩　扁豆衣三

甘皮炭　知母炭　絲瓜絡三　生米仁兩

連翹三　防己炭　防風三　澤瀉炭

咳嗽匝月不已音闪氣粗逆痰乾脈
不甚暢此肝肺全病也邪熱内鬱
氣失上矣宜清潤淺降

桑葉五　生蛤殼打开　橘紅七　茯苓四
杏仁三　東瓜子生　川石斛四　枇杷露下
川貝母三　白前五　生甘草八　玉蝴蝶

十一

咳嗽匝月

胃陽不振

胃陽不振濁飲上泛胸悶不通飲食式微口味全無脈狀弦肝木偏勝須下氣和中並進

煅代赭石四　旋覆花包三下　淡吳茱萸三下
炒蘇子三　白芥子半下　萊菔子三
橘紅一　法半夏錢　只殼三
炒谷芽生　茯苓三　通竹茹　鮮佛手二

水腫足腫入腹囊腫尤甚欬嗽氣
面黃脈濡防喘

桑白皮炙三　白茯苓三　車前子四　瞿麥三
五加皮切三　象貝四　豬苓三　防己五
水姜皮淡漠八分　蘇子三　澤瀉三　川椒目

十二　水腫

寒熱無汗

昨起寒熱無汗，頭疼胸悶脘不

脈須透達疎散

淡豆豉炒 白蒺藜去刺 [illegible] 查炭三 防風一

蘇荷葉 呂殼三 澤瀉 白□三

藿梗三 大豆卷三 美藤子三 赤芍一

玉樞丹研打冲服 二分 鮮佩蘭三

咳嗽五旬不止右脅痛失血脈數
氣粱阻絡痺不可忽視

款冬花（蜜炙）三錢
杏仁（去皮尖）三錢
象貝（去心）四錢

川石斛四錢
橘絡一錢
瓜絡（炒）三錢
枇杷露兩溫服

東瓜子生
海蛤殼（包）錢半
白前錢半

蜜炙前胡錢半
竹茹錢半
通草八分

丰

咳嗽五旬

腸紅五年

腸紅五年不愈脈細弦而帶

奏功

當歸身三 款冬花 蜜炙 側柏葉又 生梔 枯芩 开

白芍三 炒 白杏仁三 去皮 地榆炭又 茯苓

炒槐米三 象貝 去心 陳棕炭 陳皮三

咳嗽胸痛氣短肺氣阻而上逆

脈來弦延防失血

紫菀錢半　瓜蔞皮四錢（切）　橘皮二錢　生草四分

白杏仁三錢（去皮尖）　東瓜子五錢　竹茹錢半　瓦楞殼（煅）兩

象貝四錢（去心）　白前錢半　茯苓四錢　天門冬三錢

枇杷露兩温服

血

咳逆胸痛

四肢痠軟

四肢痠軟，胃納式微，脉弦偉虛而
有痰濕，又需速解。

川石斛四錢　川斷三錢　資生丸三錢　桑枝开
橘紅二錢　白蒺藜（去刺）四錢　白茯苓四錢　生熟谷芽各三錢
鹽半夏三錢　金毛脊（去毛）三錢　米仁四錢

頭動作暈，胸悶，胃納少，脈右大於左，宜肝脾兩治。

蔓荊子三　只殼又　石決明打先　乾菖蒲一

白蒺藜四炒去刺　橘紅一　川石斛四　川通炒不

煨天麻錢半　法半夏錢半　[illegible]一　粉萆薢三

鮮佛手後下錢三　炒谷芽十五

動作頭暈

心脘偏痛

心脘痛偏倚背痛畏寒不得
安寐脈弦微數行寒熱轉重
陳皮蒲二　薤白頭三　秦艽五　只壳炒五
藿梗五　查炭三　羌活二　檳切榔三
白去刺蒺藜二　螺方炙二　澤瀉三
玉樞丹二下　開水沖服

咳嗽近三月，日來嗆甚作吐，胸次不適，脈弦細，宜洩肝太陰肺胃氣化。

旋覆花（絹包） 白石英四 瓜蔞皮四 茯苓四

極豆櫻殼（研） 光杏仁（去）三 橘絡一 絲瓜絡三

川石斛四 川貝母三 竹茹（錢） 綠萼梅 新絳（寸）

吉

咳嗽作吐

傷瘀攻塞

努力受傷結瘀塞脘脈濡宜
標本兩治

旋覆花包 川楝子一錢（小茴香炒拌合） 川斛三錢 佐烏藥一錢
煅瓦楞粉一兩 元胡索一錢（醋炒） 金毛脊三錢 陳佛手一錢
沉香汁五分 靈脂一錢（醋炒） 歸鬚一錢 絲瓜絡三錢

子癰三潰陰傷失血不易奏功

全當歸三錢　粉萆薢三錢　甘草節一錢　青皮炭一錢

赤芍三錢　銀花藤四錢　橘核三錢　丹皮三錢

土貝四錢　絲瓜絡三錢　兩頭尖　象牙屑

十七

子癰三潰

搭手僵木

搭手僵木不分界限異常閉塞
舌光剥脈數者温補失職
危險毋忽
蘇梗〻　六麯〻　製蚕〻　生米仁〻
生茯皮　陳皮〻　角針尖　蘇梗〻
白當歸〻　煨木香〻　紫蘇草尖　土貝〻
茄子蒂　七只

風疹暢佈此出路也最為幸甚但痰濕中積咳喘無汗無可速解脈右滑左弦宜表裏兩治

桂枝八分　橘紅一錢　瓜蔞皮三錢　蘇葉錢半

赤芍三錢　製半夏錢半　薤白頭酒浸錢半　茯苓三錢

白杏仁三錢　款冬花錢半　大豆卷三錢

十八

風疹暢佈

欬嗽噁心

欬嗽屢發嘔心心嘈脈數帶滑此由風來者易速解

桑葉二錢　橘白一錢　茯苓三錢　懷山藥二錢

白杏仁三錢　生草八分　瓦楞殼二錢　米仁四錢

象貝三錢　冬瓜子三錢　白前二錢

資生丸三錢吞服

肝陽痰火上升，語言不能自主，少寐便溏，脈滑數，其勢方張，恐易逆放。

上川連（炒）　石決明（研）　製半夏（錢半）　竹茹（三錢）

硃連翹（帶心，三錢）　紫貝齒（研）　青礞石（三錢）　乾菖蒲（八分）

硃茯神（三錢）　陳膽星（製，一錢）　竺黃片（三錢）　白金丸（吞服，[illegible]）

十九　語言不遂

足腫入腹逆防腫甚增喘

蒼川朴八分 炙雞金一錢 防己錢半 茯苓錢半

白杏仁去皮尖打一錢 大腹皮三錢 川牛膝 澤瀉三錢

焦六麯一錢 五加皮三錢 車前子一錢 淡木瓜錢半

陳麥柴一錢 白麻骨丹 二味煎湯代水

足腫入腹

咳嗽痰紅音闪由來已久陰損火爍理之所易

款冬花三錢（蜜炙）紫菀三錢（水炙）橘白一錢 生米仁四錢

白杏仁三錢（去尖）白前錢半 生甘草八分 冬瓜子三錢

象貝四錢（去心）生蛤殼一兩（打）茯苓皮四錢

二十

咳嗽痰紅

便血與痢淹纏已久止之不帚

川連半 炒銀花三 只殼一 以一 赤苓四

淡芩炭一 側柏炭一 煨木香一 通草七

炒槐米三 炒地榆一 紅花炭三 扁豆衣三

藕節炭半

便血與痢

瘰癧腫硬不易消

蘇子錢　金伏花（絹包）錢　忍冬藤（切）兩

白芥子七　海浮石兩　絲瓜絡（炒）錢

萊菔子三錢　海蛤粉（絹包）錢　宋半夏三錢

二十一　瘰癧腫硬

腹痛頂心作痛嘔吐怔忡煩亂

脈弦肝胃氣痛不易速效

腹癥作痛

旋伏花 代赭石 淡吳萸 川連 蓽茇 砂
白蔻 橘紅 法半夏 茯苓
煅瓦楞粉 沉香 川通草
薑萊菔子 生麻仁 元明粉

舌根高突，帶下而已，宜清上順下，和養陰分。

元參 錢　山藥 三錢　杜仲 三錢　竹茹 錢半

川石斛 先煎 四錢　茯苓 三錢　沙苑子 鹽水炒 三錢　青蒿 錢半

連翹 去心 三錢　扁豆衣 三錢　金櫻子 三錢　燈心 長許 二紮

二十二

舌腫帶下

胃陽不振

胃陽不振，濕痰中積，暮夜嘔吐，不能食，脈濡，舌垢，漸成伏梁之狀，未易旦夕計功也。

上川連（姜汁炒）五分　橘紅一錢　廣蔻皮四分　旋覆花另包

淡吳萸（鹽水炒）五分　鹽半夏錢半　戌腹米四分　瓦楞殼开

淡姜渣五分　枳殼錢半　竹茹二錢

二十三 腹痛感冒

便行溏薄五日，腹中痛，當飲食所積，運營遲鈍，昨又感冒寒熱，脉來弦，法當表裏兩治。

廣藿梗錢半　枳殼錢半　防風炭一錢　茯苓三錢

生六麯三錢　木香錢半　萊菔甲三錢　澤瀉錢半

青皮二錢　赤芍二錢　石菖蒲錢半

生麥芽五

吐血盈碗

咳嗽稍愈吐血盈碗而來理之不易

鮮生地四 黛蛤散四（絹包） 橘紅二（鹽水炒） 滑石四

墨汁旱蓮 川貝三（去心） 竹茹二 蘆根二兩（打）

東瓜子三 白杏仁三（去尖） 生竹三錢 藕節二个（炭）

濕痰積肺胃，夜臥早起均咳吐痰，痰胃不醒，脈弦滑，循序治之。

款冬花（蜜炙）三錢　橘白一錢　歸身錢　白杏仁三錢
茯苓四錢　鹽半夏錢　生瓜子（打）研　扁豆衣三錢
生桑皮三錢　象貝（去心）四錢　瓦楞殼（打）研

亩　　濕痰為患

漸成喉痹

咽痛久不止漸成喉痹理之不易

金銀花 石決明 竹茹 蘇子

黛蛤散 白杏仁 白前 通草

元參 象貝 生草 滑石

牙齗久緊胃口不醒脈細形瘦病道深遠不易治

生鼈甲三　川石斛四　白蒺藜（去刺炒）四　絲瓜絡三

全當歸錢半　新會皮一　淡木瓜三　桑枝五尺

赤芍三　鹽半夏錢半　伸筋草　鑽地風

二十五　　牙齗風濕

寒熱下痢

寒熱咳嗽腹痛下痢腰痛腹脹

病深矣爲難治

歸身各　大腹皮三乀　杜仲三乀　炒谷芽生

青蒿子三乀　雞內金洗去垢三乀　車前子內　陳麥柴二味並陽火焙

赤芍各　藕節炭　茯苓

諸恙均全宜再培補主之

北沙參三錢 棗仁三錢炒香 川石斛四錢 資生丸三錢絹包

制首烏三錢 殊連翹三錢去心 炙雞金三錢 炒谷芽四錢

川斷三錢 殊茯苓四錢 料豆衣三錢 沙苑子三錢鹽水炒

橘白一錢 薑半夏三錢

二十六 培補

氣短以同嘔噁不止，得飲食則吐矣，

經水兩月不行，脈細數，宜先平肝和胃。

旋覆花絹包錢半　枳殼錢半　茯苓三錢　鮮佛手三錢

代赭石煅明三錢　竹茹錢半　川石斛錢半　生熟穀芽各三錢

淡吳茱萸二分　橘白一錢　廣鬱金一錢　綠萼梅六分

喉痧紅腫熱痛迭起切質須加
意珍衛
桑葉　牛蒡子三　銀花　薄荷梗
白蒺藜三　土貝母　飛滑石三
連翹三　山慈菇　白茅根兩

二十七　喉痧紅腫

肝火目赤

肝火暑風熾上升目赤翳張滿瞳

神消失血

桑葉三　石決明研　連翹三　谷精子三

丹皮炒　白蒺藜炒　黑山梔三　夜明砂三

甘菊瓣　赤芍　決明子三　密蒙花

瘧久不愈轉為連熱不退匝月咽痒欬逆糊語頭暈脈弦數少力陰分大損理之不易

淡豆豉三錢 石決明兩 白杏仁三錢 淡川芩錢
鮮金斛四錢 二味先煎 炙鱉甲四錢 川貝去心錢 茯苓三錢
青蒿子三錢 赤芍三錢 知母錢 通草錢
芦根兩

二十八

瘧後連熱

淋濁蔓腫

淋濁水熱蔓腫較減溫丑濕熏化
清化下行
鮮生地兩 淡竹葉三錢 歸錢尾一錢 車前子四錢包
川柏一錢 甘草梢一錢 土貝母兩 澤瀉一錢
知母二錢鹽水炒 滑石塊 牛膝一錢 蟋蟀乾三只

喉關紅而下結腫大便實溲赤煩燥風溫痰挾互鬱防從火壅膿

桑葉錢半　生石決研　白杏仁三　丹皮錢半　白蒺藜四　淮牛膝三　連殼翹三　土貝四　飛滑石四

二十九　喉紅而腫

齒痛入巔

手心熱咳嗽齒痛上入巔肝木不潛
風火互侵宜清化潛降主之
桑葉錢半　石決明开　甘菊瓣三錢　絲瓜絡錢半
丹皮錢半　白蒺藜四錢　赤芍錢半　桑枝开
連翹三錢　鉤く三錢　土貝四錢　澤瀉三錢

胸悶腹痛便閉波少脈不暢形寒灼熱舌垢防痛甚生波

蘇梗錢半 枳殼錢半 金鈴子切炒三錢 萊服子炒三錢

藿梗錢半 橘紅錢半 五靈脂醋炒 炒六麯三錢

四製香附錢半 法半夏錢半 台烏藥三錢 澤瀉錢半

三十 腹痛便閉

痞攻心腹

心腹痛脘次痞攻得食即吐木土剋
賊防痛甚生法

旋覆花（絹包）又　當歸身三　大腹皮三　法半夏各
煅瓦楞粉（絹包）开　白芍三　炙雞金三　春砂仁（研冲）
煅代赭石四　烏梅肉　六粬三　佛手（後下）錢二

吐血舊恙今夏發三日不止均係濃口且咳嗆不已咽癢舌黃脈弦數責火浮風最防血隨氣升

霜桑葉三錢 鮮生地四錢 絲瓜絡三錢 熟女貞三錢
光杏仁三錢 冬瓜子三錢 白茯苓三錢 知母二錢
川貝母二錢（去心） 生蛤殼（打）一兩 墨汁旱蓮三錢 藕節（煎湯代水）一兩

三十一 吐血復發

努力傷氣

努力傷氣，氣亂道失，宣由是行動氣急，胸次作向，乾嗆不已，脈細微數，漸漸延諸本原，須加意慎養。

旋覆花（絹包）錢　川貝（去心）母錢　台烏（切）　苡仁三　蘇子三
瓦楞（絹包）粉錢　冬瓜子錢　竹茹錢　川石斛四
絲瓜絡三　白前錢　海浮石三　枇杷露兩

咽痛音闪脉细此属喉痹难治近增腹痛下利更为棘手

南沙参三钱 怀山药三钱 台乌药（炒）三钱
川贝母（去心）钱 茯苓三钱 大腹皮二钱
生蛤壳（打）钱 扁豆衣三钱 橘白钱
玉蝴蝶一对 生谷芽钱

三十二 喉痹下利

肝亢驚惕

日來夜寐稍安，寐中仍易驚惕，口乾
脘胃納呆，按脉右弦微滑，肝亢脾弱
痰濕熱逗留，茲擬立方

蘇（梗）子三　硃茯神四　川石斛四　采金瑪錢半
橘紅錢半　生決明兩　川斷三　大腹皮三
法半夏錢半　白蒺藜（去刺）四　赤芍錢半　炒枳殼四

血阻咳嗽脈軟滑數溺少便溏

理之大非易易

細生地炭三錢（海石粉拌）

代赭石三錢（煅）

黛蛤散三錢（包）

生谷芽三錢

川石斛三錢（先煎）

橘白一錢

川貝母錢

懷山藥三錢

白茯苓四錢

五味子三〻

三十三

血後咳嗽

病纏匝月

匝月病纏神疲少納脈細右濡
宜清理法
生所薏三　炒六曲三　陽春砂仁末冲
橘紅八分　炙雞金錢　赤苓三
製半夏錢　麻仁丸三（絹包）　粉萆薢三
炒谷芽　鮮佛手錢

正宜培補適有感冒傷風擾動肝胃頭暈作泛口苦心煩稍有表熱脈左細數有較大宜暫停補劑

石決明（煅）錢半　白蒺藜（去刺炒）四　川石斛四　青竹茹錢半
桑葉錢半　靈磁石錢　橘白錢　扁豆衣（炒）錢半
赤芍錢半　象貝（去心）四　茯苓四　懷山藥三

三十四　感冒肝陽

臂囊延腐

癰潰後破臂囊，借因延之腐大痛，此中有濕熱留患也。斷難頭出半體，骨不足，既防脫囊，又患別生枝節，急之解散濕熱留之為。

桑白皮三　防已二　地膚子三　川萆薢三

丹皮一　川柏一　連翹二　陳皮一

赤芍一　知母一　忍冬藤　土貝母

產後腹痛

三十五

仲春胎育之後於少腹痛至今脘次間塞食下作膨脈軟弦不暢宜疏肝和脾氣營兼治

旋覆花（包）錢　炙鷄金錢　川楝子三（小茴香半分同炒）

瓦楞殼（煅）兩　五靈脂（醋炒）　青皮二

烏藥（炒）三　延胡索（醋炒）二錢　赤芍三

炒谷芽四

胃強脾弱得食不消腹鳴溏泄脈軟弦宜疏補並進

淙白朮三　煨益智二　炒白芍二

煨木香五分　炙雞金五分　菟絲子三

帶皮茯苓洗四　資生丸四　炒車前子四

炒谷芽五

積痰不出，咽痛且癢，口乾，脈弦，右尤大，起於痰飲喘急之後，理之甚艱難。

廣陳皮三錢　白杏仁三錢　元參三錢　茯苓四錢
橘白八分　紫菀錢半　海浮石三錢　川石斛切
法半夏錢半　青竹茹錢半　粉甘草八分　馬兜鈴蜜炙下
枇杷葉露沖

三十六

積痰不出

土被木乘

土被木乘將病肝胃氣逆轉脘次脹滿少腹溲不流利脈要弦宜疏化分利

旋覆花錢半 新會皮錢 炙雞金錢 澤瀉炒三錢

瓦楞殼兩 宋半夏錢半 車前子包 陳佛手錢

沉香曲三錢 炙橘皮錢 豬苓三錢 五加皮三錢

陳麥柴兩 煎湯代水 白麻骨半

風火上升病纏而自餘頭痛從後項而上暮夜發熱脈弦須速為解散

生鱉甲三錢　桑葉錢五　青蒿末錢五　靈磁石三錢

石決明打一兩　甘菊瓣錢五　土貝末四錢　連翹去心三錢

白蒺藜四錢　蔓荊子三錢　忍冬藤炒四錢

鮮荷葉一角

三十七

病久火升

睪丸偏大

睪丸偏大白濁下滲宜疏泄厥少分利為通

製香附四　枸橘錢　絲瓜絡三　赤芍錢半

川楝子三　兩頭尖四　忍冬藤四　橘核[illegible]

延胡索錢　車前子四　粉萆薢三

脾胃木乘

三十八

脾胃由肝木所乘中脘痛不時嘔吐係
酸苦黃水由多脈象弦小溲赤短中運
失宣理之不易

上川連炒 旋覆花包 茯苓三 製半夏錢半
淡吳萸半 代赭石四 澤瀉三 川椒目四
淡乾姜炒 瓦楞殼兩 橘紅五 陳麥柴四
白蔴骨四

病久陰涸

高年病久陰涸火炎滿舖口糜舌腫而圓大便仍瀉恐難為力也

上川黃連 四分　西洋參 一錢　川石斛 三錢

帶心連翹 三錢　生蒲黃　抱木茯神

羚中白 一錢　元參（秋石拌□）以三　硃燈心 一尺

心神恍亂漸定夜寐較安便溏亦瘥仍有往來寒熱脈細

土炒歸身五　炙鱉甲三　漂白朮五　茯神四

赤芍錢　薑半夏錢　炒木瓜錢　炒棗仁三

青蒿子三　象去貝四　炒六曲三　靈磁石四

焦麥紫芽　車前子四

三九

心神恍惚

氣陰兩損

救久氣陰兩損氣沖痰多胸背
體之病深不易奏功
南沙參三　淮小麥三　扁豆衣三　橘白乃
生蛤殼开　浮石三　車前子四　生甘草三下
川石斛四　茯苓四　生谷芽四

廖患滑胎屢傷已甚今經居
五月而脉狀尚滑須極力慎養
細生地三錢 杜仲三錢 炒白芍錢 地骨皮錢半
子芩錢半 川斷三錢 沙苑子三錢 白朮錢
川石斛四錢 料豆衣三錢 橘白錢
生谷芽米 四十

廖患滑胎

下痢如水

下痢轉由糞而脈細軟弦舌灰黃口乾正不勝病變遷可懼

小川連 八分　苦參 四　石蓮肉 三錢

廣木香 八分　川石斛 四　銀花 八分

淡芩炭 八分　扁豆衣 三錢　帶皮苓 四

白朮 三錢　豬茯苓 三錢　川通草 八分

向病風濕骨痛至今不盡胸悶心悸寐不安脈細數宜寬中寧神宣通經絡為法

全瓜蔞四　朱茯神二　竹茹三　川石斛四

枳殼一　北秫米四　紫貝齒二　朱連翹三

廣鬱金一　薑半夏三　首烏藤三　陳佛手一

四十

心悸少寐

痰氣中堵

痰氣中堵肝木上亢曾經頭汗面麻連及左半體脉濡細靜養爲要

桂枝四分　白蒺藜四錢　橘紅一錢　白芥子一錢

杏仁三錢　煨天麻八分　製半夏一錢　蘇子一錢

石決明一兩　胡麻三錢　製南星五分　桑枝一兩

生靈磁石四錢

欬嗽痰多氣急脈微數以虛痰
飲治在肺脾

瓜蔞皮三錢　歸身錢半　生米仁三錢　川斛三錢
（沽浸）蘿白皮錢半　茯苓四錢　生蛤殼一兩　資生丸（吞服）三錢
宋半夏錢半　甘草節（生炙）四分　冬瓜子四錢
玉蝴蝶一錢

四十二　　痰多氣急

三瘧日久

三瘧日久近日熱退不清少寐須速出清理防其生變端

銀柴胡八分　製半夏三　川石斛三　赤芍五

生鱉甲四　川貝母五（二味全研包）　陳皮五　桑枝一尺

歸身五　炒蜀漆五　茯苓四

用力受傷，傷痕中帶紅，脈要弦，陰分受損，須養血調理。

歸身三　參三七摩沖八分　墨汁旱蓮三　白茅根一兩

炒白芍一　紅花二　熟女貞三　細生地四

甘草八分　川貝去心三　鮮藕節四枚

四十三　　用力受損

病後血瘀

病後血瘀指甲脫落防成鵝爪風

歸身三錢　豨薟草二錢　粉丹皮三錢

赤芍二錢　白蒺藜四錢　生米仁四錢

忍冬藤四錢　連翹二錢　白茯苓四錢

白茅根一兩

便泄日久嗜食腹大而成痞積

漂白朮三錢　炙雞金三錢　大腹皮三錢

懷山藥（炒）三錢　煨木香八分　五穀蟲三錢

扁豆衣三錢　煨肉果八分　車前子三錢

陳米纏兩　乾荷蒂（炒炭）三個

四十四

便泄腹大

小溲作痛且有濁下宜清利法

龍胆草八分　淡竹葉三錢　連喬三錢

川柏三錢　滑石四錢　銀花三錢

六一散（辰砂拌炒）三錢　車前子三錢　甘草梢三分

清麟丸（吞服）三錢

小溲帶濁

咳痰氣穢且有血漸成肺癰

鮮沙參四錢　知母五錢　地骨皮三錢　鮮蘆根一兩

鮮生地一兩　川貝三錢　白杏仁三錢　生米仁三錢

黛蛤散一兩　冬瓜子一兩　白前錢半

四十五

咳痰帶血

胃痛寒熱

欬痰以後胃痛作，間寒熱，已兩旬，不易治之。

桂枝三分　甘草梢三分　製半夏錢五　廣藿梗一錢

漂白朮二錢　蘇子錢　澤瀉二錢　白蔻四分

茯苓錢　橘紅錢　生米仁四錢　沙苑蒺藜

表熱已八日腸鳴胸悶舌黃脈數

伏暑由病不可忽視

大豆卷三 煨瓦楞粉五 牛蒡子五 竹茹五

青蒿五 白蒺藜(去刺)四 連翹(去心)三 澤瀉三

赤芍三 只殼五 川石斛四 硃赤苓三

四十六

表熱八日

血證咳嗽

鮮沙參三錢　川貝母去心三錢　茯苓四錢

地骨皮三錢　黛蛤散三錢　生甘草八分

知母三錢　冬瓜子四錢　墨汁旱蓮三錢

肝胃不和積飲作泛脈要弦宜導之下行

旋覆花三錢　橘紅錢　澤瀉三錢　瓜蔞皮四錢

代赭石四錢下　製半夏三錢　蘇子三錢　炒谷芽半

淡吳茱萸下　茯苓半　綠萼梅瓣錢

四十七

肝胃不和

欬嗽咽痒血後患此理之不易

炙紫菀 五　黛蛤散 开　生竹[illegible]　枇杷露 开

川貝母 三　白石英 半　蕎白皮 三　芦根 开

冬瓜子 开　茯苓 半　地骨皮 三　玉蝴蝶 六

少腹脹，脹則氣升作暈，脈細，治在肝脾。

南沙參三錢　歸身錢半　炙雞金三錢　陳佛手錢

製首烏四錢　白芍錢半　資生丸三錢（包）　香附子四錢

石牡蠣一兩　靈磁石三錢　五加皮三錢　陳麥柴三錢

四十八

腹脹氣升

脱肛下痢

紅白痢腹痛肛墜脹濇细不欲食
防成噤口
上川連五分　淡芩一錢　地榆枯　苦參一錢
廣木香四分　紅曲三錢　大腹皮錢半　滑石四錢
炒枳殼錢半　查炭三錢　銀炭花三錢　秋水丸

伏暑病，白日胸悶，入夜來熱壯不寐，煩燥，脈不暢，勢在轉重再思。

炒川連五分　粉丹皮錢半　紫貝齒兩　鷄蘇散三錢（包）
青蒿子三錢　連（去）翹三錢　硃茯神四錢　澤瀉三錢
枯炒芩三錢　赤芍三錢　只殼三錢　蘆根兩

四十九

伏邪病纏

暑熱八日

熱八日，肢麻胸悶，煩燥不安，唇口乾，脈不暢，伏邪重症，變遷可慮。

上川連四分　大豆卷三錢　炒枳殼錢半　紫貝齒一兩

酒炒枯芩三錢　白蒺藜四錢　茯神三錢　澤瀉錢半

青蒿子三錢　赤芍錢半　連翹三錢　蘆根一兩

咳火嗆食形瘦脈細陰損火浮不可忽視

桑白皮（水炙）三錢　百部錢半　絲瓜絡八分　枇杷露一兩

地骨皮三錢　冬瓜子一兩　川石斛三錢　玉蝴蝶二分

生草三分　生蛤殼一兩　青竹葉三錢　代赭石三錢

五十

咳火形瘦

下痢脘病

下痢旬餘日脘次高突作痛質小任重表邪不退防厥

旋覆花[illegible] 川楝子[illegible] 川石斛[illegible] 苦參[illegible]

炒瓦楞粉生 五靈脂[illegible] 只殼[illegible] 鮮稻葉[illegible]

炒上川連[illegible] 大腹皮[illegible] 地枯蘿

咳痰如膿，甚則嗆血，脈左滑數，右細，宜清潤上焦。

鮮沙參三錢　桑白皮五錢　川貝母三錢　生蛤殼一兩（打）

花粉三錢　地骨皮三錢　冬瓜子一兩　絲瓜絡五錢

知母五錢　甘草四分　青黛一錢　滑石四錢

藕節四枚　蘆根一兩

五十一

咳痰如膿

惡阻頭眩

頭痛眩暈不已，有惡阻狀，但脈未來，頭不酸，邇以冒受新感寒邪，須兼顧之。

前胡錢半　桑葉錢半　陳皮錢半　川斷三錢

白杏仁三錢　白蒺藜四錢　炒虎錢半　杜仲三錢

川石斛四錢　石決明丹　青竹茹錢半　生谷芽錢半

神疲納少，内熱咳痰常多，脈弦滑。
理之飢歸。

青蒿子三錢　川石斛四錢　杜仲三錢　鷄内金三錢
鱉甲心三錢　橘白錢　川斷三錢　泥鱼錢半
赤芍三錢　宋半夏錢半　金櫻子三錢　茯苓四錢

五十二　神疲納少

氣逆上塞不納食脈不暢宜下氣

蘇梗

旋覆花五錢　只殼三錢　廣鬱金五錢　綠萼梅錢

代赭石三錢　橘紅錢　乾菖蒲錢　川楝子三錢

左金丸錢　法半夏五錢　茯苓三錢

濕熱蒸由紅痢少苦心中煩熱脈不暢宜苦泄辛通

淡姜炒川連五分　炒枯芩五分　滑石三錢　通草五分

廣木香五分　炒山楂三錢　扁豆衣四錢　荊芥炭三錢

炒赤芍三錢　大腹皮三錢　銀花三錢　鮮稻葉三錢

五十三

濕熱紅痢

温滯腹痛

温滯氣機交結脘腹痛大便閉法當疎導下之

製附子一錢　醋炒五靈脂錢　六曲三錢　元明粉八分

小茴香炒川楝子錢　炒車前子三錢　楂炭三錢　生麻仁泥开

醋炒延胡索錢　炙雞金四　萊菔子四　青木香錢

加治方食鹽开　葱頭开　香附开

生薑开　萊菔子开

和打炒熱熨

咳嗽不已最防血症及後脈散
氣急須慎之又慎
鮮生地 川貝 橘絡 茯苓
黛包蛤散 瓜蔞子 生甘草 枇杷露
白石英 白杏仁 竹茹 川石斛

五十四

咳嗽不已

少腹宿瘕近輒升塞經至骨

瘦脈實宜氣營兩治

歸身三　旋覆花錢　川石斛四　鱉甲膠海石粉炒錢

赤芍三　代赭石生　竹茹錢　丹皮錢

丹參三　瓦楞粉五　白蒺藜四　綠萼梅分

宿瘕上室

停痰阻氣欬嗽痰多脈濡細
謂左降宜治肺胃
麻黃皮四分　白杏仁三錢　竹茹錢半　茯苓三錢
薤白頭酒洗錢　象貝去心　硃茯神　生石決明開
鹽半夏錢　枳殼錢　白前錢　枇杷露開

五十五

停痰氣阻

胃氣較弱，以乾較減，足膝無力，仍甚苔平，脈象弦，須加意節衛。

川石斛 四錢　橘紅 一錢　淮牛膝 錢半　炙雞金 三錢

硃茯神 錢半　法半夏 二錢　川斷 二錢　資生丸 四錢

石決明 錢半　火麻仁 三錢　五加皮 二錢　[illegible]

足膝無力

哮喘屢發積飲作吐脈右細
弦而帶治
蘇子錢　瓜蔞皮三錢　澤瀉三錢　代赭石三錢
白芥子錢　薤白頭三錢　猪苓錢　淡吳萸下
萊菔子三錢　製半夏錢　六曲錢　川椒目分

五十六

哮喘痰飲

經阻腹痛

經阻兩月餘腹痛便溏面無華脈要斷續已甚理之不易

歸身三 台烏藥錢半 川斷三 資生丸三
新會皮錢 丹參二 炙雞金三 川楝子錢半
法半夏錢半 大腹皮三 春砂仁錢 雞血藤膠錢

乾嘉軒 前日稍愈腹脹痞逆上稍鬆 經居將三月帶下不已腰痛脈左弦右軟腎虛肝亢須循善法調治

歸身三 川貝三 大腹皮三 金櫻子去毛三
硃茯神 生牡蠣兩 炙橘皮錢 白芍二錢
川石斛 杜仲三 左金丸五分 料豆衣三

五十七 停經下帶

胸痛痰中帶紅脈細

鮮生地兩　絲瓜絡三錢　十灰丸吞服三錢

墨汁旱蓮三錢　橘絡一錢　知母三錢

石決明兩　竹茹三錢　川貝母去心三錢

藕節一寸　茅根一兩　煎湯代水

痰中帶紅

腹部瘕攻作痛治在肝脾

旋伏花錢　大腹皮三

小茴香炒川楝子錢　白芍錢

煅瓦楞粉兩　炙雞金三

九香蟲錢　淡吳萸下

台烏藥錢　五靈脂錢

車前子三

炒香谷芽四錢

五十八

腹瘕攻痛

肝風上升

陰虛肝亢化風上升滿頭體作
痒如虫行脉弦再宜滋降主之
乾首烏四 桑葉三 白蒺藜四 黑芝麻四
鱉甲心五 丹皮三 白芍三 料豆衣三
石決明四 甘菊瓣三 靈磁石四 苦丁茶三

表熱引動欬嗽舊恙胸次悶
脈滑數宜先解表

蘇葉錢半　白杏仁四錢　枳殼錢半　枇杷露一兩
前胡錢半　象貝四錢　茯苓四錢　川通草一錢
赤芍錢半　車前子四錢　橘白一錢
鮮荷梗尺許

五九

表熱咳嗽

寒熱下痢

寒熱不透，大便不暢，防起驚，切忌

藿梗一錢　炒六曲三錢　白茯苓三錢

葛根一錢　大腹皮一錢　車前子三錢

煨木香八分　萊菔子三錢　焦麥芽三錢

回春丹一丸，研沖

咳嗽痰不暢氣急偏體脅痛肌灼宣洩之甚以防吐血●

前胡为 牛蒡子为 桑葉为 代赭石四

白杏仁三 東瓜子开 薄荷尖 滑石三

象貝四 蛤殼才 白前力 通草力

枇杷露开

六十

脅痛肌灼

目前肝升暈跌仍頭暈目花懊憹
脘腹阻塞脈滑汗少宜表裏兩治
蘇梗各　橘紅力　石決明研　沉香片三
製香附四　製半夏三　靈磁石四　廣鬱金三
炒枳殼三　製南星力　白蒺藜四　降香
炒谷芽四

肝升暈跌

坤冊

曹氏醫案

惠卿錄于吳門

頭暈耳鳴嘔心口膩脈細

濡治在肝胃

桑麻丸三　金伏花包　淡吳萸三分

石決明先　代赭石先　新會皮二

煨天麻八分　薑半夏三錢　白茯苓四

羚羊角　嫩茶芽

一

頭暈耳鳴

咳嗽漸瘥濕風延蔓脈弦滑宜

內外兩治

桑白皮三 紫菀二 白茯苓四 橘白一

粉丹皮二 象貝去心四 川萆薢三 二青竹茹三

連翹去心三 冬瓜子研 蛤殼打研 地膚子三

白茅根研

橫痃疊潰陰氣不足濕毒凝阻脈來數宜和營宜從清熱化濕於清理之中參顧其本

全當歸三錢　忍冬藤四錢　川石斛四錢　甘草節八分

赤芍二錢　連翹三錢　細生地四錢　粉萆薢三錢

土貝母四錢　丹皮二錢　白茯苓三錢　象牙屑二錢

二

橫痃疊潰

吐血停瘀

寒灸吐血氣陰兩損面浮足軟驚
惕頭暈脈弦治宜求本

南沙參三錢　墨旱蓮三錢　生牡蠣芽　丹皮三錢
細生地四　熟女貞三錢　元武版炙　海浮石三錢
清阿膠蛤粉炒芽　白芍三錢　靈磁石生四　通草錢
藕節芽

兩月瀉瀉經發熱月餘如何支
持防陡然厥變

桑葉三〻　紫貝齒丹　茯苓三〻
丹〻皮炒　鈎〻後下 三〻　扁豆衣二〻
連翹三〻　山慈菇研沖　通草七
回春丹一粒

三

小兒寒熱

足腫便血

便血稍愈，小溲如梅，足腫，目黄，脈弦，其中滿。

豬炒歸身三 槐花炭三 五加皮三 車前子四

淡芩炭八 地榆炭三 雞金炭三 豬苓三

苦參 桑白皮三 瞿麥三 澤瀉三

陳麥柴尺 白麻骨尺 二味煎湯代水

脈虛弦數咳逆不已頭暈目花氣
氣急熱有感胃蒸出白痰但勞損
已造其極恐日甚一日
川石斛四　生蛤殼五　茯苓四　遠志炙三
川貝去心三　生草八　扁豆衣三　赤芍三
冬瓜子五　元參三　山藥三　玉蝴蝶三下

四

氣虛咳逆

舌岩僵腫

舌岩僵腫鬱火痰熱因患此症速愈

京川連炒五分

石决明打兩

帶心連翹三錢

茅去根兩

大竹葉三錢

竺黄片三錢

竹茹[illegible]

海浮石三錢

土貝四

生蒲公英

暑病稍愈寒熱不退再感乃
复轉重
淡豆豉三 炒枳殼三 青皮一 炒乾菖蒲一
藿梗四 橘紅一 炒大腹皮一 猪苓三
白蒺藜 法半夏 廣鬱金一 澤瀉三
桑枝尺

五

暑熱不退

肥瘡延蔓

肥瘡延蔓大便不實宜清暑理濕

鮮生地开　銀花二錢　滑石内

生石決明开　夏枯花二錢　扁豆衣二錢

帶皮茯苓内　通草一錢　茅根开

咳喘痰薄而黏，寒熱，脈弦而滑。

宜洩肺化痰。

紫菀半　瓜蔞皮三錢　蘇子三錢　白前半

杏仁三錢　薤白頭（酒洗去苗）半　白芥子一錢　款冬花（蜜炙）三錢

象貝（去心）四錢　東瓜子四錢　萊菔子三錢　米仁四錢

炒谷芽四錢

六

咳喘痰薄

音啞喉痹

咳嗽音啞曾失血爲有喉痹狀理之棘手

解沙參三 元參三 白石英

黛蛤散（包）三三 甘中黃一 扁豆衣三三 四

川石斛四 川貝母（末）三三 帶皮茯苓

玉蝴蝶二个

左臂着骨痛防成流注且近有寒
热法当两顾
大豆卷三 片姜黄一 只壳三 蚕沙三
桑叶三 独活一 赤芍一 查炭三
白蒺藜一 丝瓜络三 豨莶草三 泽泻二
桑枝开 上

寒热臂痛

頭瘡鼠腫

暑風上升胸悶頭瘡鼠腫咳嗽舌
垢宜洩化風

桑葉三　牛蒡子三　紫菀一錢　川石斛四
白蒺藜四　杏仁三　只殼錢　滑石四
瓦楞殼一兩　象貝四　蔓荊子三　澤瀉錢半
枇杷露湯飲入冲

痰熱留飲 氣急痰鳴 兩月餘 手
弱臂遲 難勝任

桑葉 錢半　連翹 三錢　象貝 去心 四錢
丹皮 三錢　紫貝齒 一兩　山藥 三錢
白蒺藜 四錢　山茨菇　扁豆衣 三錢

八

痰熱痰鳴

暑毒癰腫

暑毒癰高腫當清營洩熱

鮮生地一两　生林卜　茅根去心一两

石決明一两　絲瓜絡二錢　地骨皮三錢

銀花三錢　滑石四錢　丹皮二錢

便泄夜熱神思不振約兩月稟賦不充暑濕留戀所致

香薷子三錢　茯苓四錢　赤芍三錢

功勞子三錢　扁豆衣三錢　炒麥芽五錢

川石斛四錢　淮山藥三錢　五加皮

九　便泄夜熱

咳嗽弱症

咳嗽氣急痰鳴肌灼便溏不暢
脈細數病屬弱症理之棘手

淡天冬[illegible]
川貝母 去心 三钱
黛蛤散 絹包 三钱

山藥 三钱
茯苓 四
扁豆衣 三钱

東瓜子 四
橘白 一
生竹 四

玉蝴蝶 三分
枇杷露 冲服 兩

肌膚肌灼，大便不實，目視羞明，當表裏兩治。

青蒿子三　白蒺藜四　谷精子三
功勞子三　石決明八　夜明砂三
川石斛四　山藥三　赤茯苓四

十

肌膚目病

腿痛難動

左大腿痛楚不能履地着風濕入

絡不易速解

全當歸三 豨薟草三 生米仁四 [illegible]炙七

五加皮三 臭梧桐炙三 淡木瓜三 法半夏

淮牛膝三 伸筋草三 粉萆薢 白芷三

桑枝酒 开

肝胃不和，痰濕凝，嘔吐不已，已逾月，
脈與弦滑，時不歸速致也。
川連（姜汁炒）八分　金沸花（絹包）三錢　新會白一錢　通草一錢
淡吴茱萸三分　代赭石（煅）四錢　製半夏二錢　[illegible]
赤芍二錢　煅瓦楞粉　澤瀉一錢

十二

肝胃不和

暑濕表熱

暑濕內伏，涼風所束，表熱不透，遍體骨痛，舌灰黃，脈不暢，胸悶泛，防轉重，未可忽視。

大豆卷三　只殼三　牛蒡子炒　滑石包

白蒺藜炒　橘紅一　炒　白杏仁三　豬苓三

防風炭　炒　法半夏　象貝去心三　澤瀉三

火府轉因熱癤又起肥瘡暑濕
熱蘊蒸而清化分利不可

鮮生地 开
石決明 开
淅菊 又
茅根 开

銀花 三
夏枯草 又
連翹 三

滑石 四
澤瀉 二
竹葉 二

十二

火府熱癤

暑濕下痢

暑淫滯薀因下痢腸鳴腹痛裡急後重宜苦泄下通稍使痛有出路爲要

上川連（酒炒）五分　檳榔（同吳萸磨沖）一錢　炒六曲四錢　通草一錢
廣木香（生磨沖）一錢　苦參錢半　查炭三錢　焦麥芽錢半
桔苓炭一錢　枳殼一錢　滑石四錢　秋（香脂）丸一錢
薺菜花乾三錢

大便通，腹痛停，但未楚，氣機易阻，最易反覆，須慎之又慎。

製香附錢 火麻仁泥三錢 炒枳殼三錢 腹皮三錢

橘紅一錢 元明粉錢半（後下） 查炭三錢 烏藥二錢

法半夏錢 菟絲子三錢 雞內金三錢 車前子包

十二

大便易阻

對〻腫蔓

對〻根脚散蔓臁洩全無暑湿

暑火交熾轉重所患錢

生耆皮錢 殭蚕三 廣木香錢 米仁研錢

防風 皂角針錢 土貝去心研 絲瓜絡

白當歸三 紫草針三 陳皮三 赤茯神

孫子蘅 十五日

跨馬瘖潰頭久不斂濕熱阻遏

營痺亟通經化濕並進爲行

歸鬚三 銀花切藤四 川萆薢三

赤芍三 絲瓜絡三 生米仁四

土貝去心四 連翹去心三 澤瀉三

丹皮三 西

跨馬瘖潰

大便帝注

大便由濃而溏而痢今則仍下濃垢膩要高年得之諸須加意

漂白朮三 杜仲（鹽炒）三 枳殼三 扁豆衣三

帶皮茯苓四 車前子（包）四 雞內金（去垢）三 川通草一

淮山藥三 九（煨）香蟲 腹皮三

焦麥芽三 煨木香八分

○哮欬晨起爲甚，涕下如泔，宜導之下行。

蘇子三 陳皮一 淡乾姜四 款冬花三

白芥子半 製半夏半 北五味 培 二 車前子四

萊菔子三 象貝四 白杏仁四 江[illegible] 白頭半

煅代赭石半

十五

哮喉晨甚

咳嗽音闷

咳嗽半年餘脈要弦音闷脈損已

甚理之不易

南沙參三 生蛤殼打开 橘白一 款冬花蜜炙三

川去心貝三 東瓜子生 茯苓三 炙枇杷露温服开

白杏仁三 代赭石煅研 白前 玉蝴蝶三下

欬逆白餘不得安寐脉不細不弦

宜順肺滌痰主之

桑葉三　東瓜子半　橘白一　枇杷露溫服再

牛蒡子錢　瓦楞殼开　竹茹錢　白蒺藜錢

白杏仁三　象貝去心　生草四

廿六

咳逆白餘

熱入骨髓

脉按之覺左寸關弦大右關帶弦餘均數的無神呼煩熱之入骨髓喉痒少寐寐則夢多時時咽痛欬嗽陰虛生内熱熱鬱傷營液中間有痰熱病道深遠不易治

生谷芽五 功勞子二錢

胡黃連鹽水炒五分 知母二錢 川石斛四錢 元參秋石水拌二錢

青蒿子二錢 川貝去心二錢 竹茹二錢 黑山梔炙

鱉甲心四錢 連翹三錢 [illegible]黃芪二錢 淡竹葉二錢

熱五日不揚，脘痛，氣逆，胸向脇不暢，救塞其勢方熾，勿忽。

藿梗錢　瓦楞殼兩　只殼錢　玉樞丹分

金沸草錢　白蒺藜四　牛蒡子三

代赭石四　法半夏錢　白杏仁三

芝

熱五日

穿腮牙癰托腮痰癰並起其勢
方須淺風熱通筋絡以冀漸漸
解散
桑葉三 白蒺藜四 歸鬚三 銀花藤四
牛蒡子三 炒僵蠶二 赤芍三 絲瓜絡三
秦艽半 馬勃絹包七分 青黛四 連翹三

牙癰痰癰

十八 便血氣損

血脫氣損，便晝夜二十餘行，漸止。

面浮足腫，理之棘手。

豬炒歸身二錢　槐米炭三錢　黨參五錢　川石斛四錢

烏梅炭一錢　地榆炭三錢　車前子三錢　淡芩炭五錢

扁豆衣三錢　藕節炭三錢　通草一錢

炒香谷芽[illegible]

夜不安寐

脈左弦右滑口苦夜来不寐宜洩火滌痰

上川連 卄 抱木茯神 叨 北秫米 三 遠志炭 之

石決明 开 竺黃 [illegible] 塩半夏 三 澤瀉 三

紫貝齒 开 竹茹 姜 帶心連翹 三 硃燈心 三卞

首烏 切 藤 叨

食滯因寒熱氣機所遏，病起二日，昨時嘔噁而脘腹脇痛，痛之不已，拒按且不能仰臥，與失氣及大便少，溲短，脈狀沉滑。先從下遺，中有伏熱，熱病情無出路，惟先順氣導滯以冀閉塞得通為法。

旋覆花包　淡吳茱萸三分　五靈脂三錢
廣木香錢半　萊菔子三錢　檳榔三錢　兩頭尖三錢
煅瓦楞粉一兩　查炭三錢　車前子　丸　延胡索錢半

病無出路

胸痛冋塞

胸痛冋塞輕減胃氣漸醒宜

疏化痰涇和流利氣機

旋覆花包 廣鬱金二 橘紅二 通草一

瓦楞殼研 乾菖蒲二 法半夏一錢半 滑石包

只殼炒 春砂末三分 白蔻三 佛手二

茉莉花三 炒焦谷芽三

肝木不潛，氣機攻竄不定，舌白膩，
脈濡滑，二便通調，理應無所室，
以脈合症，胆胃尚有痰熱，宜標本
兩治

北秫米　白金丸　紫貝齒　靈磁石
制半夏　竹茹　連翹　甘菊　新會
焦白朮　茯神　川黃連　白芍
辛

胆胃痰熱

臁瘡肥瘡

臁瘡肥瘡並起濕熱濕重宜清化正行

桑白皮三錢　淡芩錢半　銀花三錢　竹葉三錢

丹皮三錢　只殼錢半　連翹三錢　滑石四錢

赤芍三錢　竹茹三錢　米仁四錢　澤瀉三錢

暑溼凉互搏成瀉，時腹痛脈濡

表裏宜疏化分利

廣藿梗　炒六曲三錢　炙雞金三錢　赤苓三錢

廣木香　查炭三錢　萊菔子三錢　豬苓三錢

枳殼三錢　大腹皮三錢　青皮炭二錢　澤瀉三錢

二十一　暑溼水瀉

尿血痛下

溼熱入營，尿血雜下，溲時作痛，大便不利，兩腿作痛，不能動，脈軟弦。暑伏熱雜，縱下泄，陰氣大損，最慮也，氣不支而起波瀾。

方 川連五分　鮮生地五錢　淡竹葉三錢　丹皮一錢五

陳阿膠（蛤粉炒）錢半　川柏（鹽水炒）三錢　甘草梢七分　小薊炭

淡芩炭八分　知母二錢　黑山梔三錢

嘈雜未止，胃氣漸强，溏少足腫，
仍易氣塞，脈弦，治在肝脾。

漂白朮三　代赭石四　川牛膝三　川斷三
豬苓三　橘紅二　車前子四　冬瓜皮开
澤瀉三　製半夏　五加皮三　春砂末

六十二　足腫氣塞

經衝營奪

頭暈胸悶起于經衝之後以昔又惡
食便溏泄通心蕩营奪陰損無所
依中有濕熱法須兩顧

歸身三　橘紅二　金鈴子三　固經丸三
赤芍三　茯苓三　烏藥三　丹參三
丹皮炒三　法半夏二　川斷三　藕節炭三

胸悶痛後得飲作吐大便難通
脈耎弦木土剋賊不易奏功
歸身三錢　旋覆花包　全瓜蔞三錢　雞金炭三二
白芍三錢炒　瓦楞粉煅須包兩　火麻仁三錢　川斷三錢
白蒺藜　廣鬱金二錢　山[illegible]三錢　九香蟲

二十三

胸痞痛攻

胎毒上元滿口碎腐並起猴病
犯洩降為河
暹犀角　銀花　黑山梔
陳金汁　甘中黃　花粉

胎毒上元

水瘇後又發，病子食物不慎，轉為面浮足腫光亮，按其腫處窅而不起，但有寒熱，所腫甚作喘，未可忽。

桑葉（皮）三錢　蘇葉[illegible]　只殼三錢　雞金皮三錢

陳廣皮三錢　杏仁三錢　鬱金一錢　大腹皮三錢

茯苓皮四錢　象貝（去心）四錢　六曲三錢　車前子四錢

二十四　水瘇復腫

經阻瘕攻

今脈左細右弦，當癸水來而不多，發熱較減，虛汗亦較少，腹瘕攻。昨病緒繁多，當治所急。

歸身三　川石斛四　金鈴子三　丹參二

赤芍三　大腹皮三　杜仲三　瓦楞粉研

生鱉甲四　台烏藥三　川斷三　料豆衣三

淮小麥四　絲瓜絡三

崩跗疳腫腐驟起腹痛內攻口氣頭重脈數弦其勢方張防破頭竄腮

金覆花(布包)錢 桑葉(炒)三錢 銀花(炒)三錢 倭鉛開

瓦楞殼(煅打)開 丹皮三錢 甘中黃二錢 (炒)貫仲

白蒺藜(炒)(刺) 連翹三錢 飛中白一錢

二五

崩跗疳腫

暑溼瘧重

暑溼化瘧寒少熱多時熱則既重且長汗得不多竟夜煩熱黎以神蒙口乾胸悶脈弦苔白糙灰黃病勢正在蒸越最慮連熱不退熱一劇殊非尋常症也不可忽視

淡豆豉三　鮮藿斛（仝打）　青蒿三

酒炒枯芩三　紫貝齒一兩　赤芍三

枳殼三　竹茹三　連翹三

滑石四　知母三　通草

白蒺藜四　蘆根一兩

咳嗽稍愈，嗆仍未止，邇來吐血屢發，所吐極多，既次不攝，血來作嗆，脈象弦，秋暑爍烈，須加意慎養。

細生地四錢　熟女貞三錢　川貝母三錢去心　藕節二枚
鮮沙參三錢　十灰丸三錢包　東瓜子三錢　蘆根二兩
旱蓮草三錢　甜杏仁三錢去皮尖打　扁豆衣三錢

六十六　吐血屢發

淋濁之後

淋濁之後氣陰未復氣不化濕則腹中脹滿陰不涵陽則耳鳴目花脈栗弦遲防中滿須逐漸調理

煅瓦楞粉开 大腹皮三錢 東瓜皮四 白芍三錢
熟谷皮錢 炙雞金三錢 又砂姜皮錢 四 麦石斛末 后下
宋半夏三錢 五加皮 茯苓皮
陳麦柴半 炒谷芽半

伏暑病不達神蒙胸腹洞脹防陡然厥閉

鮮藿梗三錢　青木香五分磨冲　查炭三錢　豬苓三錢

鬱金錢半　枳殼三錢　萊菔子　澤瀉

法半夏錢半　炒六曲三錢　白蒺藜四錢

紅靈丹一分　玉樞丹二分　二味溫水冲服

二走

暑病不達

暑傷涼束

寒熱痞重，胸悶腹痛，暑傷于上，涼束于中，以致輕病毋忽。

鮮藿梗三錢　漂（炒）白朮一錢　扁豆衣三錢　佩蘭葉（後下）三錢
大豆卷三錢　木瓜（炒）錢　赤苓三錢　麥（炒）芽生
薄荷一錢　呂虎三錢　澤瀉三錢　青蒿梗

病後頭暈而重，腿膝無力，少腹膨脹，胃呆，脈栗弦，宜博理法。

石決明（打）　川石斛　炙雞金　川牛膝

白蒺藜（炒）　新會皮　查炭　川斷

宋半夏　蔻殼　五加皮

煨天麻　谷芽（炒）

六八

病後諸症

股陰疽腫

股陰疽腫硬紅熱防潰頭

歸尾五 銀花藤四 炒甲末五 蒺藜四

赤芍三 連翹(去心)三 川牛膝三 小金丹

土貝(去心)四 花粉三 澤瀉二

初得方寐口膩稍好大便自日不通脈滑象減弦象尚有擬仍由前方進退

全瓜蔞三錢 硃茯神四錢 炒棗仁三錢 鹽水炒川斷三錢
宋半夏三錢 首烏藤四錢 川石斛四錢 遠志炭錢半
北秫米三錢 橘白一錢 生靈磁石三錢

二十九

大便不通

肝木未平

伏邪病初解，肝木未平，舒風舒溫，當阻氣機，頭脹作暈，少腹脹，舌苔不清，脈狀漸漸轉和，仍須加意修衛，俾可早奏全捷，勿使稍有思搖為要。

桑葉三錢　炒穀芽四錢　制香附錢半　大腹皮三錢　石決明开
蒺藜四錢　川楝子三錢　通草一錢　枸橘一錢
煨天麻一錢　延胡索錢半　[illegible]三錢　香櫞皮一錢
桑枝开　荷梗一尺

氣陰不足痰濕有餘以膩不寐大便不
流利脈象弦滑宜標本兩治由潛調理
俾得所虛未復如舊

川石斛四錢　柏子霜四錢　炒棗仁三錢　杜仲鹽水炒四錢
北秫米四錢　朱茯神三錢　沙苑子三錢　生靈磁石四錢
宋半夏二錢　首烏藤三錢　淡蓯蓉三錢　橘白一錢
炒谷芽四錢

三十

氣陰不足

天泡瘡

天泡瘡延蔓作癢，此系暑濕熱蘊
蘊肺胃，由裡達標，亟清化分利為進
為荷

桑白皮三　川石斛四　滑石四　米仁四
銀花三　綠豆殼　通草一　茅根去心
浙菊英　天竹葉　陳佐

內病已頗解，疔火勢亦鬆，脈吠者，心肝兩潛滋熱遏留，當再清化洩降，俾無反覆併纏之慮。

桑葉三錢　石決明一兩　川石斛四錢　杏仁三錢

丹皮三錢　黃菊花一錢　扁豆衣三錢　象貝去心四錢

連翹去心三錢　白蒺藜四錢　滑石四錢　地丁草三錢

三十一　疔勢亦鬆

畏寒脘疼

氣血不足肝氣作痛畏寒胸疼

脈象當治所急

杜藿梗三錢 全伏花(絹包)錢半 杜仲(鹽水)三錢四 橘葉錢半

白蒺藜四錢 全當歸三錢 硃茯神四錢 大腹皮三錢

瓦(煅)楞殼兩 只殼三錢 通草乙錢 川石斛四錢

鮮佛手三錢

脈左弦右數足腫面浮小溲不利防
中滿日增蓋之痛症不一
生芪皮三錢　銀花三錢　車前子包　炒白芍三錢
白當歸炒　陳皮一錢　豬苓三錢　炙雞金三錢
赤苓三錢　米仁包　澤瀉三錢　大腹皮三錢

三十二

足腫面浮

足腫痰攻

素抱頭脹，足脛作亮，大便支急不歸，痰攻撐逆，舊痛未已，新病復起，須標所加慎。

蘇梗三錢　代赭石煅四錢　法半夏錢半　澤瀉三錢

瓦楞殼煅研絹包打　廣木香錢半　五加皮錢半　茯苓三錢

旋覆花絹包錢半　枳殼三錢　大腹皮三錢　陳麥柴

咳嗆匝月不止　夜來發熱自汗

當表裏兩治

紫菀錢半　白杏仁三錢　青蒿子三錢　連翹去心三錢

白前錢半　象貝四錢　赤芍三錢　滑石四錢

牛蒡子錢半　冬瓜子一兩　銀花錢半　通草一錢

二十三　　咳嗆發熱

咳嗽反復

欬嗽屢有反復，脈狀微弦，欬甚嘔心，此肺氣不足，肝木不潛，表邪時有出證也。宜表裏兩治。

冬桑葉三錢　生蛤殼研　代赭石煅　絲瓜絡三錢

白杏仁三錢　冬瓜子五錢　茯苓四錢　通草一錢

川貝母二錢　白前二錢　川石斛四錢　枇杷露冲

幼質患伏暑病已週既象曾見厥
亭下靈挽回不易

羚羊角八分　扁豆衣三錢　功勞子三錢　通草一錢
鮮藿斛四錢　茯苓四錢　地骨皮四錢　鮮稻葉四錢
紫貝齒打　青蒿子三錢　硃茯神

三劑

幼質丁黄晉

肺胃不足

肺腎不足氣陰兩虧足膝麻而少力常
於走洩晨間痰帶紅脈栗宜先滋陰
以培養

西洋參（陳黃米拌炒去米）一錢　墨汁旱蓮三錢　金櫻子三錢　川貝母一錢
制首烏三錢　左牡蠣五錢　熟女貞三錢　杜仲（鹽水炒）三錢
細生地三錢　川石斛四錢　丹皮炭一錢　聚精丸三錢

伏邪深重邪熱逆衛分達暢瘖不已又
出鼻衄神思稍清午後仍有壯熱痰嗆咳
吐不流利大便通後未曾續下脈弦數不和
病情不輕擬抽薪劑滋陰分大透熱熾灼及營要
切易不及掌

羚羊角又　鮮沙參四　石決明开　川貝母三
鮮竹瀝开　滑石四
鮮藿斛　鮮米鱉甲三　丹皮三　全瓜蔞四
鮮生地开　天青蒿三　知母三　蘆根开

三十五

伏邪重病

便泄月餘

月餘便洩，脈弱体乏，病深矣，乃歸速解。

漂白朮三　煨木香又　炮姜炭乙 炒开

山藥三　煨肉蔻乙　車前子包

帶皮茯苓包　炙雞金三　製半夏又

炒焦谷芽包

咳痰稍愈寒熱稍減宜即守

前意增損

蘇子三錢　藿梗錢　白蒺藜四錢　赤苓三錢

橘紅錢　炒六曲三錢　只殼三錢　澤瀉錢

法半夏錢　大腹皮錢　炒米仁四錢　桑枝尺

二十六　咳痰發熱

咳嗽吐血

○欬嗽吐血脈數其勢方張勿忽

鮮生地开　墨旱蓮〻　橘白〻　茯苓〻

鮮沙參〻〻　十灰丸包〻〻　生牡蠣　東瓜子开

白杏仁〻〻　黛蛤散包〻　竹茹〻〻　枇杷露一开

鮮蘆根开

少腹痛，脈不暢，氣滯，宜疏通主之。

製香附三錢　沉香曲三錢　青木香二錢（磨冲）　五靈脂三錢（醋炒）

川楝子三錢（小茴五分拌炒）　青皮炭三錢　烏藥（切）三錢　車前子四錢

元胡索三錢　萊菔子（打）四錢　青皮二錢

三帖

少腹痛滯

癸水不多

癸水至而未多，但来蓄熱，稍瘥，宜和營衛，通衝任。

金當歸三錢　半貝丸三錢　枳殼三錢　大腹皮錢半

赤芍三錢（二味俱酒炒）　鱉甲四錢　茺蔚子三錢　烏藥三錢

丹皮三錢　銀柴胡　元胡索錢半

下痢月餘，脈細，舌灰黄，係屬病深，
不可忽。

上川連八分　銀花炒三錢　扁豆衣三錢　條芩炭錢半
廣木香錢半　赤芍錢半　澤瀉錢半　薺菜花三錢
苦參錢半　枳殼三錢　陳萊菔甲　鮮稻葉

三八

下痢月餘

欬痰带血

欬逆痰中带红，脉弦宜清润

上焦

鲜沙参三　桑白皮三　生蛤壳两　墨汁旱莲三

白杏仁三　地骨皮三　海浮石四　藕节四

川贝母去心　甘草四　竹茹三　芦根两

常年欬嗽已久病道深遠不易
圖功
桑葉三　石決明开　甜瓜子丮　瓜蔞皮三
地骨皮三　知母三　竹茹錢　枇杷露开
甘草の　川貝母去心　白石英
蘆根开

三九

常年咳嗽

便溏煩熱

便溏胸悶煩熱無汗脈不暢

宜宣洩疏化

桑葉五分 象貝母去心 赤芍五分 滑石四錢

連翹三錢 枳殼五分 赤苓三錢 茅龍甲四錢

薄荷後下一錢 竹茹三錢 通草一錢

經居脈滑嘔吐不已咽關紅腫痛
當先治所急
桑葉五 川石斛四 馬勃絹包五分 枇杷露一兩
白杏仁三 生蛤殼一兩 飛中白絹包七 硃灯芯三分
象貝四 二青竹茹三 連翹去心三

四十

經居咽腫

肛左結塊

據述體健多濕近年下部多癬足指出水月前肛左下結塊如雞子作痠此係濕下注也宜從營分解散

歸尾二 陳皮二 忍冬藤三 生米仁四

赤芍三 法半夏三 絲瓜絡三 澤瀉三

土貝母四 白茯苓四 粉萆薢三

大腿疊起三核防結流注須作
速消散
歸鬚三錢 鱉甲末另 白蒺藜（去刺）四
赤芍三錢 忍冬藤年 伸筋草三錢
土貝母四 絲瓜絡三錢 漢木瓜另
連翹三錢 川牛膝三錢
四十一

大腿結核

内吹乳癰

内吹乳癰已潰一頭紅腫熱痛傳囊可慮

歸身三錢　子芩錢半　橘葉一錢　花粉三錢

連翹三錢　銀花藤五錢　枸橘錢半　知母三錢

土貝四錢　炒瓜蔞三錢　川楝子三錢　蒲公英三錢

積痰蒙遏清陽頭暈目花心悸脈濡勞之宜標本兩治

西洋參錢（陳米）　橘紅二錢　炒棗仁錢　磁硃丸三錢

製首烏四錢　製半夏錢　甘杞參錢　料豆衣三錢

石決明錢　白芍錢　遠志二錢

四十二

痰蒙清陽

跌傷氣分

跌傷之後音底氣短脈濡滑
進調理法

南沙參三　白芍酒炒二　絲瓜絡三　橘白二

細生地四　旋覆花包二　甘草一下　薑半夏三

歸身三　煅瓦楞粉包二　茯苓三　川斷三

痰紅削瘦，神疲少納，夜汗，虛象層出，脈虛弦細急。

南沙參三錢　橘白一錢　淮山藥三錢　料豆衣三錢

連心麥冬錢半　鹽半夏三錢　川斷錢半　鮮稻葉三錢

川石斛四錢　竹茹三錢　白芍錢半

四十三

痰紅削瘦

腰脅痛

腰脅痛，小溲不流利，脈細弦直和

陰濕熱

車前子三錢　白夕利四錢　川斷三錢　滑石四錢

生鱉甲四錢　赤芍三錢　沙苑子三錢　甘草梢一錢

川石斛四錢　象貝母四錢　川萆薢三錢　桑枝兩

痰包腫脹宜滌痰泄熱

上川連五分　土貝母去心　天竺黃三錢

石決明一兩　連翹去心三錢　竹茹三錢

海浮石三錢　丹皮三錢　海蛤殼一兩

四面

痰包腫脹

風毒痰癧

風毒痰癧紅熱腫脹宜消暑

防風 半

荆芥三 白蒺藜四 忍冬藤

丹皮三 赤芍三 絲瓜絡三

連翹三 大貝母半 滑石四

癸水不行，嘔心少納，宜先平肝和胃

桑葉　陳皮　煨天麻　佛手

石決明　竹茹　白芍　穀芽

川石斛　白茯苓　料豆衣

四十五　停經嘔心

腹痛不止

腹痛三日不止便閉肢冷急須疎通導滯

製香附五分 烏藥錢 炒白芍二錢 五靈脂醋炒八分
金鈴子錢 木香五分 查炭二錢 車前子錢
延胡索五分 吳萸錢 萊菔子四分

濕熱結鸛口疽潰腐不已未易
奏功

歸身三
赤芍炒三
土貝母四

忍冬藤切半
連翹去三
丹皮三

絲瓜絡三
粉萆薢三
白茯苓四

四十六

鸛口疽潰

毛際發腫

濕熱結毛際，發勢在濕火，消之
可易
歸鬚三錢　銀花炒　藤芽　陳皮一錢
赤芍三錢　連翹去心　三錢　米仁四
土貝去心　四　粉丹皮一錢　粉萆薢三錢

偏對口紅腫作痛正當越之時也

生芪皮三　製蚕三　忍冬藤切半

全當歸三　角針二　絲瓜絡三

赤芍三　紫草茸三　茄子蒂十四只

四十七

偏對口腫

牙疳唇疳

牙疳唇疳碎腐尚甚濕頗深
重宜再清化主之
上川連五分　桑葉三錢　白蒺藜四錢　竹茹三錢
鮮生地一兩　馬勃絹包八分　甘中黃四錢　花粉三錢
石決明一兩　粉丹皮錢半　飛中白一錢　知母三錢

咳嗽日久遍身四肢痛甚脈緊

風邪結痛

桑葉三錢 白蒺藜四錢 片薑黃五錢 臭梧桐三錢

白杏仁四錢 秦艽五錢 淮牛膝五錢 黃酒炒 絲瓜子开

象貝四錢 獨活三錢 豨薟草三錢 紫菀一

白前五錢 桑枝开

四十八

咳嗽日久

欬嗽肢麻

欬嗽乃已四肢麻木脈濡宜通營
氣解散風濕
全當歸〣 白蒺藜去刺〤 豨薟草製〣 五加皮〣
白杏仁〤 川牛膝鹽水炒〥 臭梧桐〥 生棗仁〤
款冬花蜜炙〣 川斷鹽水炒〣 淡木瓜酒炒〥 赤芍〣
桑枝尺

三瘧輕而未止，胃氣不來，脈左細右弦，

宜擇要立方。

銀柴胡錢半　赤芍錢　白蔻仁三分沖　川斛三錢

炙鱉甲三錢　陳皮一錢　豬苓錢　炒六曲三錢

全當歸錢　法半夏錢　澤瀉三錢　炒米仁四錢

炒穀芽三錢

四九

三瘧未止

腹痛經止更痛胸悶牙脹頭痛

神疲肢瘦不易速效

全當歸二錢　延胡索一錢　川斷鹽水炒三錢　川石斛四錢

四製香附二錢　石決明[illegible]　大腹絨洗三錢　廣鬱金一錢

丹參三錢　白蒺藜四錢　烏藥一錢　桑枝[illegible]

肝火風熱上亢，至目赤而熱多眵，脈弦滑而微數，治宜清化。

桑麻丸四　石決明开　連翹三　密蒙花三

丹皮三　白蒺藜（去刺）四　川石斛四　夜明砂（包）三

黃甘菊三　赤芍三　穀精珠三

靈磁丸四

五十

肝風火亢

赤白帶下

經淨之後赤白帶不已者體瘦四肢麻心悸嘈煩脈弦數當治陰分

細生地三錢　金覆花絹包五錢　金櫻子三錢　川石斛四錢

酸棗仁炒五錢　瓦楞粉研　烏賊骨三錢　薑半夏錢半

川斷鹽水炒三錢　丹皮炭五錢　陳佛手五錢　生穀芽

脹滿腹痛腰痠頭暈腹鳴稍有咳癸水前後不定脉實弦當治三陰

漂白朮二錢（吳萸一分合研） 資生丸三錢（須包） 法半夏一錢半 大腹皮三錢 車前子四錢 陳麥柴三錢

煨木香八分 杜仲三錢（鹽水炒） 炒穀芽四錢 瓦楞粉一兩（煅）

春砂末八分 橘紅一錢 象貝三錢 雞內金三錢

五十一

腹滿脹痛

伏風猴痰

伏風流走牙槽，風愈後又起猴痰，其勢方張，邪犯肺。

煅瓦楞（佰）粉研

桑葉三錢　海浮石四錢　陳皮一錢

牛蒡子錢半　土貝四錢　蘇子錢半

白蒺藜四錢　絲瓜絡三錢　防風錢半

素抵日久解後氣虛濕熱並腫
面浮脈細濡須加意慎調
漂白朮二錢　五加皮三錢　資生丸三錢　通草一錢
新會皮一錢　大腹皮三錢　枳殼二錢　炒谷芽三錢
法半夏二錢　冬瓜子四錢　茯苓四錢　陳麥柴

五十二　　素抵之後

病起兩月足腫腹膨大而硬臍凸

膨脹成臌

細而弦脈鼓脹已成不可忽視

桂枝四分　澤瀉三錢　大腹皮三錢　川椒目五分

茯苓四錢　白朮以[illegible]拌　炙雞金四錢　車前子四錢

豬苓三錢　五加皮三錢　川楝子錢半　胡芦巴三錢

陳麥柴三錢　白麻骨尺

膨脹積食

大便時腹中作痛膨脹積食

旋覆花包　使君子三錢　胡蘆巴三錢　烏藥三錢

炒瓦楞粉研　陳香橼　五加皮三錢　車前子四錢

川楝子三錢　炙雞金三錢　川椒目　澤瀉三錢

欬久近有作寒發熱宜洩肺氣解散表邪

紫菀二 前胡錢半 牛蒡子开 赤苓三

白杏仁四 蘇葉二 款冬花三 通草二

象貝四 大豆卷三 白前錢半 佩蘭葉三

五十二

欬久寒熱

休息痢積久神疲又時寒熱

重症非忽

歸身（去口）錢半　黃耆錢半　川斷三錢　黨參錢半

赤芍三錢　（空炒）白朮錢半　（鹽水炒）杜仲三錢　穀芽炒四錢

白茯苓三錢　車前子包　炙雞金三錢

煨木香五分　椿根皮三錢

丑十四

休息痢疾

下焦濕熱

下焦濕熱濕重而已當清化之

龍膽草　黑山梔　淡竹叶　粉萆薢

川柏　赤苓　滑石　連翹

知母　大貝　甘草梢

枇杷露

咳嗽音啞脉細防失血復發

桑葉錢半　東瓜子四錢　象貝去心四錢　蟬衣七分

紫菀錢半　橘白一錢　白前錢半　通草一錢

杏仁去皮尖三錢　生甘草八分　蓮鬚三錢

九十五

咳嗽音啞

心神兩虛

心神兩虛火浮耳鳴目花頭旋脈
耎弦當平肝木
細生地四錢　白蒺藜去刺四錢　硃茯神四錢　煮竹二錢
元參三錢　石決明打开　姜半夏三錢　蔓荊子三錢
硃連翹三錢　靈磁石四錢　陳皮一錢

表熱腹痛下痢脈數表裏全

病不可忽視

廣藿梗三錢　防風錢半　生苡仁四錢　赤苓三錢

煨木香錢　只殼錢半　炒查炭三錢　通草錢

檳榔錢半　赤芍錢半　萊菔子四錢　佩蘭葉三錢

秋水丸錢半吞服

案六

表熱下痢

失血之後

屬患失血之後氣急喫力刺下脘次作痛泛泛則頭痛時時咳嗽頗多適期擬先治肝肺

瓜蔞皮三　代赭石四　川石斛四　藕節[illegible]
橘白乀三　蛤殼生打五　東瓜子五　谷芽四
法半夏三　白杏仁去尖三　茯神四　茅根五

心神兩虛，火浮於上，水虧於下，津液少梅作乾甚盛，脈尺弱，右寸關微弦，右部濡，肝木不潛，胃有痰濁，宜壯水以潛陽，化氣（火）以順氣。

絲瓜絡三錢（鴨血拌）

原生地四錢（青黛粉末拌炒）　墨汁旱蓮三錢　橘白二錢　川續斷四錢

北沙參三錢　鹽熟女貞三錢　鹽半夏錢五　抱木茯神

川石斛四錢　硃麥冬錢五　海浮石四錢　生蛤殼开

承之

永寯大熾

膝痛漸瘥

膝痛漸瘥，仍守前方進退

全當歸三錢　獨活一錢　粉萆薢三錢　秦艽一錢

淮牛膝三錢　豨薟草錢半　烏藥錢半　羌八分

川斷三錢　臭梧桐三錢　五加皮三錢、威靈仙錢半

頭痛眩暈耳鳴腹痛腰痛

餘恙全瘥　枇杷露（溫服）二兩

全當歸四　杜仲（鹽水炒）三　浮小麥四

新會皮二　淡子芩錢半　象貝（去心）四

竹茹三　冬瓜子五　茯神四

五六八

頭痛眩暈

牙齗癰

牙齗癰內外腫瘡牙關拘緊方

轉骨槽風

歸鬚錢　蘇葉錢　牛蒡子三　石決明五

伸筋草三　秦艽錢　赤芍三　鱉甲五

絲瓜絡三　防風錢　土貝四　淡木瓜錢

以咳嗽逢冬輒發已三年適來常咳痰
薄膠痛脉右細左弦肺胃兩虧寒濕
痰交結延防氣急作喘

歸身錢半　陳皮錢半　東瓜子錢半　杜仲錢半
款冬花錢半　薑半夏錢半　白茯苓四錢　川貝錢半去心
白杏仁四錢　蛤殼四錢　金毛脊錢半　玉蝴蝶七

五十九

咳嗽舊病

哮欬不已

哮欬着枕即喘脉弦宜宣洩上焦

麻黄三 象貝去心四 瓦楞殼煅开 茯苓四

薤白頭酒洗炙 紫菀炙呆 冬瓜子开 澤瀉三

白杏仁三 白前炙 牛蒡子炒炙 代赭石四

濕濁日久當清化分利

龍胆草　萆薢（切）四　丹皮三

川黄柏三　絲瓜絡三　土貝（去心）四

肥知母（鹽水炒）三　連翹（去心）三　車前子四

淡竹葉三

午

濕濁日久

鉄猝膺腫

鉄猝膺腫當宣通營絡泄熱

銀花三錢　絲瓜絡三錢　粉萆薢錢

連翹三錢　赤芍三錢　川柏

粉丹皮三錢　土貝母錢　生米仁錢

外貼生肌拔毒膏

離册

曹氏醫案

惠卿錄于吳門

原書此處缺葉

欬嗽漸止

欬嗽漸止腰瘦肢瘦脈左弦右微

仍由前章進步

桑白皮錢半　代赭石四　川斷三　茯苓四

白杏仁三　生蛤殼一兩　沙苑子三　鈎藤三

川貝三　款冬花錢半　陳皮七　桑枝一兩

寒熱不淨，舌白帶厚，咳嗽胸悶，咽中煩熱，脈細數微滑，正在生入之。慓殊不可忽。

杜蘇梗錢　炙青蒿錢　桑葉錢

白蒺藜兩　石決明兩　赤芍三

枇杷(酒服)露兩　只殼錢　川連[illegible]三　川茯神半

銀花三　滑石兩　杏仁兩

二

寒熱不退

湿温复病

湿温复病三日，胸悶煩躁，不寐，便溏，口乾，脈不揚，勢極險重，毋忽。

淡豆豉三錢　上川連四分　竹茹三錢

只壳錢半　硃茯神　紫貝齒一兩　玉樞丹二分

硃連翹三錢　白蒺藜四錢　滑石四錢　紅靈丹一分半（蘇枇杷露沖服）

猪苓錢半　澤瀉三錢　六曲三錢

痧後咳嗽不已時毒風痰腫硬

桑葉三錢　白蒺藜四錢　土貝四錢

牛蒡子三錢　殭蠶三錢　瓦楞殼开

白杏仁四錢　馬勃八分　澤瀉三錢

枇杷露开

三

時毒痰癧

吐血喉痹

◯咳嗽吐血音啞脈濡喉痹者

成理之棘手

西洋參另煎服二　黛蛤散絹包五　白茯苓四

南沙參三　川貝去三　扁豆衣三

元參三　川石斛四　竹茹三

玉蝴蝶二分

复診四日 惡寒脇甚重症

再與

大豆卷三錢 白杏仁四錢 連翹三錢 白蒺藜四錢

青蒿子錢半 只殼一錢 薄荷八分 赤芍三錢

牛蒡子三錢 蔓荊子四錢 鉤藤三錢 澤瀉三錢

玉樞丹二分 紅[illegible]四 [illegible] 丹一分

复診四日

肝腎積寒

肝腎積寒脊損痠痛入環跳作慘
當標本兩治

歸身三錢　潞黨參三錢　川斷三錢
陳皮一錢　宋半夏三錢　川石斛四錢
陳佛手八分　杜仲鹽水炒三錢　絲瓜絡二錢
淮牛膝三錢　菟絲子三錢　桑寄生三錢

陳蓁起　頭痛嘔，心腹痛，脈數，腿筋抽掣，重症難愈。

杜藿梗三錢　川連（薑汁炒）四分　硃茯苓錢　查炭三錢

大豆卷三錢　吳萸分　生石決明兩　澤瀉三錢

白蒺藜四錢　竹茹三錢　六曲四錢　絲瓜絡錢

玉樞丹二分

五

陳蓁起

鸛口疽潰

鸛口疽膿泄較少宜再和營化濁

歸身三　陳皮七　料豆衣三

忍冬藤四　土貝四　生米仁三

絲瓜絡子　茯苓四　象牙屑七

甘草節三分

身熱作喘自汗脈數溫邪
溫熱未盡殊不可忽
青蒿錢　連翹三　澤瀉三　川石斛四
赤芍錢　只殼錢　生石決明兩　研靈丹一分
白蒺藜四　竹茹錢　乾佩蘭錢　豬苓錢

六　身熱作喘

乾火瘡在項後風大腫其勢方張不易消

桑葉錢　牛蒡子三錢　石決明五錢　澤瀉三錢

防風錢　赤芍三錢　絲瓜絡錢　連翹三錢

白蒺藜四錢　土貝四錢　忍冬藤四錢

乾火瘡

欬嗽不流利，胸痛，咽痛，脈濡滑，乳壞作脹，當治所急。

紫菀二錢　全瓜蔞錢　連翹三錢　楊橘葉錢

白杏仁錢　忍冬藤錢　淡芩錢　蒲公英錢

象貝去心錢　生瓜絡錢　東瓜子三錢　川楝子錢

七　欬嗽乳壞

○咳嗽咽癢吐血脉寄心嘈陰傷

此症最防傷胃　藕節炒五

鮮沙參五　白杏仁内　黛蛤散开　知母三

鮮生地打开　川貝三　粉甘草梢　石決明开

鮮芦根去節打开　東瓜子开　墨旱蓮三　十灰丸酒化三

咳嗽吐血

咳嗽音啞咽痛痰多噁心脈數
勢陰絡失實最防失血
鮮沙參四 桑白皮錢 竹茹三 黛蛤殼打包一兩
桔梗四分 地骨皮錢 白杏仁四 枇杷露一兩
生甘草 蟬衣四分 川貝三 東瓜子一兩
陳灯芯三尺

八

咳嗽音啞

壯熱喉風

幼

壯熱四日汗多喉風腫脹喘急不止溫邪閉肺防厥

旋覆花錢　甜葶藶四分　白杏仁三　鉤白三　通草七　二分

白前錢　象貝兩　紫貝齒錢　玉樞丹

桑葉錢　竹茹錢　赤芍錢　飛滑石兩

乳癰內膿將潰，寒熱嘔心必候
潰頭方能轉鬆也

歸身錢　連翹三錢　花粉三錢　川楝子三錢
赤芍三錢　丹皮錢　浙菊錢　澤瀉三錢
土貝母　忍冬藤四　絲瓜絡錢　蒲公英四
白茅根兩

[illegible]丸

乳癰將潰

血淋腹痛

少腹痛血淋不淨宜疎泄分利之法

硃灯芯三寸

鮮生地五

四製香附錢　台壳錢

川柏錢　金鈴子錢　粉萆薢的

知母錢　兩頭尖錢　陳皮二

幼

壯熱氣急脈數口乾弄舌脚冷防

氣鬱不能達防厥

桑葉 白杏仁四 鈎鉤三 紫貝齒五

牛蒡子二 象貝四 通草二 蔓荊子五

赤芍二 山慈菇五分 滑石四 澤瀉二

紅靈丹一分 枇杷露調沖

十

壯熱時氣

痲後風氣

痲疹收口之後痠痛阻絡氣血不能流利左半體麻木脈軟弦宜標本兩治

全當歸三　淡木瓜七分　極瓦楞粉五　豨薟草三

黃芪三　絲瓜絡七分　陳皮一　首烏藤三

白蒺藜四　川斷三　鹽半夏錢五　生米仁三

指迷茯苓丸三

作寒作熱有汗不解今交三旬吐痰涎脈數不暢濕溫重症難愈

炒香豆豉三錢　青皮一錢　白杏仁四錢　滑石四錢
黑山梔三錢　赤芍三錢　牛蒡子四錢　豬苓三錢
只殼二錢　萆薢三錢　白夕利四錢　澤瀉三錢
玉樞丹二分

十一

濕溫三日

12.　1.

咳嗽咽痛

欬嗽匝月不止，咽喉腫碎作痛，脈數，宜宣肺胃邪熱。

桑葉三钱　東底子开　澤瀉三钱　芦根开去節

白杏仁研　杭菊三钱　連翹三钱　黛蛤散开

川貝三钱　知母钱　枇杷露开

風毒瘰癧，頸腫極堅甚痛，不能睡。重症毋忽。

大豆卷三錢　石決明兩
桑葉三錢　連翹四錢
牛蒡子三錢　銀花藤四錢
絲瓜絡四錢　昆布三錢
澤瀉三錢　海蛤粉
海浮石四錢　小金丹一粒

十二

風毒瘰癧

托腮瘰癧

托腮瘰癧巨腫極堅已結並膿

雙解消散

桑葉三錢　赤芍三錢　忍冬藤四錢　陳皮一錢

牛蒡子三錢　土貝母　絲瓜絡寸　小金丹一粒

白蒺藜四錢　連翹三錢　山慈菇五分

痰癧潰頭餘腫僵伏陰虛肝旺
未能旦夕計功也
西洋參一 全當歸錢 桑葉錢 忍冬藤兩
海蛤粉包 青蒿錢 丹皮錢 白夕利兩
合歡皮三 土貝母 連翹三 生米仁兩

十三

痰癧潰頭

溫邁六日

寒熱稍减脘痛背痛頭痛脈弦滑病六日轉重可慮

淡豆豉三　硃連翹三　白蒺利兩　法半夏錢半

藿梗錢半　硃茯神兩　只殼錢半　郁金兩

青蒿錢半　石决明开　青皮錢半　查炭三

玉樞丹

脇痛坐臥均不便宜順氣宣絡百法

金佛花錢 橘絡一 白夕利四 果枝 兩

新絳錢 絲瓜絡三 川楝子錢 香附 貝

青葱管尺 冬瓜藥錢 赤芍錢 沉香末一分

外用方 蘇葉半 橘絡一 桑葉三 乳香三 沒藥三 絲瓜絡三 烏藥三 路路通三 煎濃汁 布浸熨 脇痛處

血

脘癰攻逆

脘癰攻逆作痛須循序消散之
法未能速求見效也
金佛花錢半　沉香曲錢半　延胡索錢半　橘絡一
瓦楞粉一兩　台烏藥二　炙雞金三　宋半夏三
沉香片三分　金鈴子錢半　炒谷芽錢半

腋癧腫大已有蓬膿之勢難消

歸尾錢 白蒺藜四 鱉甲錢

赤芍三 忍冬藤四 小金丹一粒

土貝四 連翹三 澤瀉錢

十五 腋癧成膿

便溏稍愈

便溏稍愈，腿足仍痛，腹痛嘔惡均減，脈數，宜守前法增損。

生白朮錢　磁硃丸四　豬苓錢　五加皮三

淮山藥三　橘紅一　澤瀉三　陳去絲四

帶皮苓四　製半夏錢　生米仁四　炒谷芽錢

天泡瘡延蔓當清理暑濕熱

桑白皮三　銀花三　綠豆衣三

丹皮錢　甘中黄一　澤瀉三

淡竹叶錢　滑石四　生米仁四

六　天泡瘡

溫邪溫熱

溫邪由溫熱所惡不解頭痛神
疲肢酸楚延防轉重不可輕忽

大豆卷三 雅連炒三 白夕利四 枯芩五
青蒿二 呂虎子 飛滑石 澤瀉三
藿香二 竹茹二 蔓荊子三 鮮佩蘭三
通草七

溼溫病四日作寒作熱胸脇
脹脈細數勢方轉重須格外慎之
炒香豉三錢（豆） 南[illegible]錢 廣鬱金錢 牛蒡子錢
黑山梔錢 藿梗錢 白[illegible]三 滑石三錢
江枳殼錢 赤[illegible]錢 [illegible]兩 澤瀉三錢
鮮佛手 [illegible] 玉[illegible]仁 [illegible] 丹三分

十七

溼溫病

痰殲膿血

久欬不已瘵殲間有膿血寒熱往來

右脇痛痛則吐血肺膿已損不可忽

鮮沙參三　地骨皮三　蛤粉炒　帶心麥冬兩

白杏仁四　南葶子三　甘草節分　茅節根兩

川貝母三　銀花三　知母三　清阿四

咽關腫甚，潰膿出血，蘊肺胃，宜清化泄降主之

鮮生地分　生蛤殼开　白杏仁四　澤瀉三

鮮沙參四　海浮石四　大貝母半　枇杷露开

鮮蘆根开　竹二青三　馬勃五分　藕節半

滑石四

十八　咽腫膿血

風水病

風水病初起風濕未楚肺脾轉輸
未能復常尚須謹慎以防反復

生青蒿錢　桑葉三　炙雞金三　五加皮錢
丹皮錢　白蒺藜四　大腹皮三　茯苓皮半
秦艽錢　瓦楞殼錢　六殼錢

中運漸醒，氣化較暢，胸脘漸能輸轉，胃納亦得稍增，脈狀右弦，脾升胃降未能如常，腹且急，守前意增損。

瓜蔞皮三錢　淡吳萸二分　白芥子一錢　陳佛手一錢
橘紅一錢　茯苓三錢　炙雞金三錢　資生丸三錢
製半夏一錢　大腹絨三錢　白芍一錢　淡蓯蓉三錢
生熟谷芽各

十九　中運不舒

失血痰落

久欬不已，常年失血，迺吐痰落而白，脈濡而澀，下痢并合，大便溏痛，肝脾不調，肺胃兩虛，理之所屬。

粉於朮二　川貝母三　橘白二　東瓜子三

茯苓三　鹽半夏二　生牡蠣　炙雞金三

生米仁四　款冬花二　生蛤殼五　澤瀉二

黃芩二　玉蝴蝶三片

上腭牙癰腫脹潰腐風熱積鬱
不輕須循序化之
桑葉三　土貝母四　白茅根去心一两
鮮生地五　馬勃八分　滑石四
石決明一两　銀花三　赤苓三

二十　上腭牙癰

肝氣痛

肝氣從胸脘痛入少腹背節亦痛

脉左大右弦牽係不免須格外慎之

金伏花錢　陳佛手錢　川楝子錢　白蒺藜一錢

瓦楞粉五錢　橘紅二分　延胡索錢　川斷二錢

淡吴茱萸分　法半夏錢　五靈脂錢　廣玉金錢

綠萼梅錢

黃永膺 延蔓難清 依下方

桑白皮三 銀花三 川萆薢三

丹皮三 連翹三 赤苓四

青蒿三 生米仁四 澤瀉三

廿一

黃永膺

肺閉喘急

肺閉喘急稍平神蒙口乾吐熱為
然脈象危險已極不易為力
甜葶藶子 桑葉錢 牛蒡子三 青蒿子錢
白杏仁兩 鉤勾三 只殼錢 澤瀉三錢
紫菀二 紫貝齒錢 前胡 乾菖蒲
玉樞丹二分 枇杷露并沖服

作寒作熱時毒風痰發而不透壞
隘內積不在獨重也

桑葉三錢　殭蠶三錢　連翹三錢　青蒿三錢
牛蒡子三錢　馬勃八分　黑山梔錢半　滑石四錢
白蒺藜四錢　大貝四錢　赤芍三錢　通草一錢
忍冬藤四錢

廿二

時毒風痰

風水二診

風水病腫勢大退，氣急脹悶已解，暮夜爲骨痛發熱之狀，二便不利，肩痠，六脈已脈微數，擬再從風治，以希早日奏功。

生麻黃四分　赤苓四分　防風四分　大腹皮三錢
蔓荊子三錢　白蒺藜四錢　防己四分　豬苓三錢
桑葉三錢　瓦楞殼一兩　炙雞金三錢　澤瀉三錢
陳麥柴四錢　左秦艽四分

肝脾不調，溼聚氣阻，所病向腹滿者，所由是而來。脈濡，當從中焦立方。

每早服資生丸三錢，代茶用陳麥柴煎湯服。

製香附錢　炒只殼錢　炙雞金四　五加皮三

川朴花八分　新會皮二　沉香屑三　大腹絨三

白杏仁三錢　法半夏錢　車前子三　東瓜皮

陳麥柴三　炒谷芽半

廿三

腹滿

吐血氣急

吐血後氣急痛秋嗽多痰沫膩
結防成怯症
旋覆花錢半 川貝母三錢 生草四分 滑石三錢
代赭石四錢 鹽半夏錢半 絲瓜絡錢半 玉蝴蝶二分
黛蛤散錢半 東瓜子錢半 茯苓四錢 藕節四錢
生穀芽錢半

精神漸衰腑氣漸以常度惟胃

以不醒五再强脾和胃

川石斛四錢　資生丸三錢　春砂末五分　澤瀉三錢

新會皮一錢　炙雞金三錢　炒米仁四錢　陳佛手一錢

製半夏錢半　霞天曲錢半　茯苓四錢　炒谷芽

苗　胃口不開

產後頭暈

產後四日頭暈腹痛胃納式微脈濡以體虛標本兩治

桑麻丸四　川石斛四　陳皮一　川斷叧

石決明开　棗仁叧　半夏叧　杜仲三

靈磁石三　抱木茯神四　白芍叧　生熟麥芽半

欬嗽逢節輒發，吐多痰沫，脈弦

積根深遠，理之不易

蘇子錢　款冬花三　茯苓五　陳皮二

白芥子二　白杏仁四　米仁四　宋半夏錢

萊菔子三　象貝四　澤瀉三　川斷三

桑枝尺

廿五　逢節咳嗽

風湿流注

湿熱風邪結而流注已近並
膿不易消散
歸尾三 忍冬藤四 川牛膝錢 伸筋草錢
赤芍三 連翹三 穿山甲錢 白蒺藜
土貝母四 丹皮錢 粉萆薢四 防[illegible]丸三
桑枝开

腳濕氣延腐腨間結塊須作速清散

歸鬚三 白蒺藜四 川牛膝錢半 陳皮二
忍冬藤四 赤芍三 粉萆薢四 生米仁四
絲瓜絡錢半 土貝母四 防己錢半 連翹三
小金丹一粒

廿六 腳氣延腐

腎虛肝元痰氣交鬱及乳結

及乳結塊

塊延防成癖須作速消速

歸身錢半　四製香附錢半　海蛤粉生　蒲公英三

赤芍三　橘核錢半　海浮石錢半　遠志炭七

土貝四　合歡皮四　絲瓜絡三

鼻痔腫塞流黄水不聞香臭此肝肺濕熱下患也不易速效

蒼耳子錢半　石決明一兩　生米仁四錢　白茅根一兩
辛夷三錢　白蒺藜四錢　赤苓三錢　苦丁茶一錢
薄荷七分　陳皮一錢　澤瀉三錢

廿七　鼻痔腫塞

脹滿消食

脹滿消食腿足腫浮鼓癰阻消縣

擬守前意增損

製川朴錢 橘紅乙 沉香磨三乙 猪苓錢

白杏仁四 法半夏錢 炙雞金三 澤瀉三

只殼錢 白蔻仁錢 五加皮三 廣木香乙

陳麥柴四

脈弦重按微滑胃陰下虛胃津少升
須速為調理以防消渴
鮮沙參三錢　元參五錢　橘白一錢　茯苓四錢
鮮霍斛四錢　知母五錢　竹茹三錢　料豆衣三錢
海蛤粉包　甘草梢三錢　鹽半夏三錢　硃燈芯三扎
白芍五錢

廿八　賢宗曹穎

溫溫病

溫溫病十一日午後作寒夜來熱壯絡隔不疏胸間背痛頭痛々渴不已脈象舌糙灰黃黑乾唇燥正在轉重要緊之際不可忽

紅靈丹五分 玉樞丹二分 枇杷露开調服

原金斛四 青蒿三 硃連翹三 牛蒡子三

淡豆豉三 山梔錢 硃茯神半 澤瀉三

赤芍三 淡黃芩錢 紫貝齒开 車前子四

初三日

減去牛蒡澤瀉

加六一散三 青蒿錢

再診方

病後左手足拘攣不能動作痰多嗜食此肝血化風風積痰化火所致切質不易見功

桑葉錢　絲瓜絡錢　伸筋草錢　川石斛四斤

甘菊三　石決明錢　象貝四　白茅根兩

鉤勾三　青蒿三　竹茹三　鮮桑枝

廿九

左手攣拘

四肢腫痛

發熱口乾四肢腫痛不能動其勢危極不獨防成流注而已也

桑葉三　白蒺藜四　忍冬藤三　桑枝尺

丹皮二　赤芍三　絲瓜絡三

連翹三　土貝母　白茅根尺

素患心脘驚悸，次則四肢患麻木，後短脈滑，亟化濕痰，順氣機。

指迷茯苓丸三　瓜蔞皮四　白蒺藜四　金佛花又
陳皮二　竹茹三　稀薟草三　生米仁三
製南星二　廣鬱金二　只壳又　福澤瀉三
絲瓜絡三

三十　心脘驚悸

左頭項痛

正傷寒熱在頭項痛入肩背宜

通絡氣解散風濕熱 桑枝五

青蒿三 白蒺藜四 片姜黃五 絲瓜藤四

桑葉三 秦艽五 漢木瓜五 生米仁三

丹皮三 赤芍三 伸筋草三 豨薟草五

三二　肝木乘胃

肝氣乘胃侮脾，胸脘腹作痛不已，大便堅濇，轟熱，寐中驚惕，脈左耎弦不靜，右寸部獨大，體虛病深，理之不易。

上川連五分　金佛花包　淡吳茱萸五分　大腹皮三
金釵斛少　代赭石四　陳茯苓四　佛手二
薑半夏三　海蛤粉包　車前子三　綠萼梅二
通草二

風痰之瘧

風邪痰濕結而痰瘧行將益臟

又當消散　小金丹半服一粒

歸鬚二　白蒺藜四　海蛤粉錢半

赤芍二　忍冬藤四　連翹三

土貝四　絲瓜絡五分　山慈菇七分

惡寒腹痛大便溏泄脈濡宜
表裏兩治
蘇葉錢半 牛蒡子三 只壳錢 業蔽甲三
藿梗三 赤苓錢 白蔻明 廣木香七
乾佩蘭三 防風錢 查炭三 車前子明

三十文

惡寒腹痛

欬嗽匝月

欬嗽匝月不解畏寒咽痒宜
泄肺氣以達風溫
蜜炙紫菀一 前胡錢 桑葉三 橘白一
白杏仁研 牛蒡子三 青蒿子錢 竹茹三錢
象貝研 東瓜子錢 川石斛四 萊菔子三
枇杷露冲

趙左　昨夜熱尤壯，咽痛以乾，脈數，宜

引邪外達，導熱下行。

桑葉三　白杏仁四　象貝八

赤芍半　青蒿三　白夕利八　枇杷露开

硃連翹三　黑山梔三　石決明开

竹茹三　滑石四　鮮芦根开

三十三　趙七日

足痛表虛

足膝痛稍緊表虛半解加防己

夏生陂　桑枝〤

青蒿梗　秦艽〣　火麻仁〤　粉草薢〤

丹皮〢　白蒺利〤　淮牛膝〢　赤茯苓〢

赤芍〣　元明粉〢　五加皮〢　伸筋草〢

五日 咳嗽胸痛，脈數，邪滯未結，解散不易。

鮮桑葉三錢　炙南參三錢　葶藶子四錢　川楝子四錢
秦艽三錢　炙雞金三錢　滑石四錢
白杏仁四錢　赤芍三錢　路路通　通草一錢
象貝四錢　枇杷露一兩

三西

五廿一

積涇道彭

積涇道彭　面目黃瘦，便溏納少，脈濡而微滑，兼之左踹紅腫，急須內外兩治。

防己錢　西茵陳錢　六一散兩　桑枝錢

丹皮錢　猪苓錢　飛滑石兩　扁豆衣三錢

忍冬藤兩　澤瀉三錢　陳皮一錢　生米仁兩　五加皮三錢

腹痛脹悶欲逆，脈弦，宜泄疏化。

紫菀錢半　只殼錢半　煅瓦楞粉一兩　赤苓三錢
白杏仁三錢　桔梗一錢　炙雞金三錢　通草一錢
象貝三錢　沉香曲三錢　大腹皮三錢　東瓜子[illegible]

三十五　欲逆腹痛

脫力咳嗽

脫力咳嗽身熱脈緊中挾風溼

延防鑄重 桑枝一开

桑葉三 青蒿三 只殼五 豆滑石四

白杏仁四 赤芍三 東麻子半 豬苓五

象貝四 白子利四 牛蒡子三 澤瀉二

三瘧之後背節痠脘悶欬嗽脈濡寒熱病道綿遠不可忽視

青蒿子錢 歸身錢 白杏仁兩 白夕利兩

秦艽錢 款冬花錢 蔞子半 只殼錢

赤芍錢 川貝三 川斷錢 澤瀉一錢三

桑枝尺

三十六　三瘧之後

咳嗽不流利

欬嗽不流利氣急口苦大便溏惡
以脈左細右弦宜流利氣機疏化痰溼
紫菀錢 款冬花錢 茯苓四錢 代赭石煅四錢
橘白二 白杏仁四錢 生米仁四錢 炙雞金三
薑半夏錢 赤芍錢 瓦楞殼兩 陳佛手錢
鮮谷芽錢

病起四日由欬嗽轉面浮足腫腹
滿痞脹脹不暢不寐延防成臌
旋覆花錢　白杏仁四　川楝子錢　大腹皮三
瓦楞粉開　陳皮二　延胡索錢　車前子四
沈[illegible]瀉三　大腹皮三　炙雞金二　查炭三
陳麥柴三　白麻骨開
二十九
面足浮腫

脘痞腹痛

脘痞腹痛得食尤痛痞悶阻氣機宜疏化主之

鮮佛手

川朴花　炙雞金　橘紅　車前子

杏仁泥　沉香曲　製半夏　澤瀉

只殼　大腹皮　製南星　查炭

欬嗽脇痛身熱神蒙糊語正不
勝病防厥脈弦舌黄不易有力
前胡錢半 赤芍錢半 絲瓜絡三錢 川石斛四錢
桑葉錢半 白杏仁四錢 紫貝齒一兩
牛蒡子三錢 象貝四錢 硃連翹三錢 黄芩三錢
枇杷露一兩 通艸八分

三十八 脇痛咳嗽

目赤星翳

目赤星翳消，金步履發微得力，脉弦股痛，宜治所急。

川斛三　桑葉三　白蒺藜四　蔻仁　原金斛三

白杏仁三　甘菊瓣錢半　木賊草錢半　沙苑子三

象貝四　石決明卅　夜明砂三　淮牛膝錢半

紫疹通發，濕毒入營分，非輕症也，不可忽視。

桑葉錢半　銀花三錢　扁豆衣三錢　白茅根一兩

丹皮錢半　甘中黃一錢　飛滑石四錢　通草一錢

連翹三錢　赤芍三錢　茯苓四錢

三九　紫疹通發

出診

下痢腹痛

下痢轉溏蓋素熱得和舌黃垢穀
化此皆轉機之象也但腹痛不已形瘦
肉脫虛不能補痛不受攻高年當此
素羸同病殊恐不易勝任而有轉
機不足恃也候
諸方方家政之

川石斛四錢
廣木香一錢
赤芍錢
路柄桂苓錢

炙雞金三錢　　川通草七分
大腹皮三錢　　扁豆衣三錢
陳萊菔甲四錢　　茯苓四錢
薔菜花錢半　　白扁荳殼
陳米糧四錢　　鮮荷梗尺許

罕方

痰熱阻痹

肝升太過，肺降不及，痰熱阻痹，氣道清肅未能甚常，咽痹胸不舒，早熱痰嗽不流利，宜治上。

宜 鮮荷梗尺許　桑葉錢半　象貝錢半　生蛤殼五錢打　瓜蔞皮三錢　川石斛三錢　橘白一錢　茯神錢半　枇杷露一兩冲　白杏仁三錢　二青竹茹錢半　蘇梗　滑石　陳竹花錢半

生苡仁　冬瓜子各三錢

溫邪厲毒蘊于肺胃痧疹之逐主
之喉腐甚盛表熱脈數舌質紫大便
閉此條風火重症極易音閉痰壅發厥痙閉
桑葉三錢 象貝四錢 青竹茹錢半 馬勃八分
赤芍錢半 川石斛四錢 薄荷七分 甘中黃七分
白茯苓四錢 牛蒡子三錢 蟬衣三分 人中白錢半
枇杷露一兩 金鎖匙八分

四十八 爛喉痧疹

出診

肝木乘胃

胃家多痰熱復爲肝火所乘氣化升多降少心中熱懊憹得飲食則阻隔即嘔吐大便艱澀而後熱少脈虛弦少汗知氣象治宜導熱下行分利二便去病即所以養正故不必用補而益自在其中矣

上川連五分　鮮沙參三錢　生麻仁泥三錢
金石斛三錢　抱木茯神四錢　元明粉一錢
盐半夏三錢　二青竹茹三錢　原金斛四錢
粉丹皮一錢　塊滑石四錢　黛蛤散三錢
荷梗尺許

四十二　方

月經參差

出診同
陳蓮舫門人
汪允伯謄方

月經參差降氣太精則肝克所以
升塞機厥病又則正氣不支所以脈
更而模糊厥改未淨之邪滯則虛
脫可慮若崩厥正氣則又有痰滯來
攻之虞厥此失被火為棘手厥脫驟
至寒屬可慮之至危

允甫暨諸法家政定

旋覆花二錢　鉤勾三錢

煅瓦楞粉一兩　粉丹皮二錢

朱茯神四錢　天竺黃三錢

石決明一兩　朱連翹三錢

原金斛四錢　枇杷葉三大片

代赭石四錢　鮮竹瀝一兩（薑汁兩滴沖入）　上濂珠粉三分（須研極細，分二次調服）　滑石塊三錢

四十三　方

足腫 延腫

脈細爽尺弗清舌白連進通陽泄濁並無火象仍足腫並腫囊亦腫延及少腹氣短動則氣急小溲不利子宿以前弗能着枕此中滿之因於降令乖者肺降腎納脾運永不能如常度須加意慎養

上肉桂五分　豬苓三錢　澤瀉三錢　川椒目

懷山藥三錢　五加皮三錢　車前子包　淡吳萸二分

胡蘆巴　陳麥柴三錢　白麻骨兩

四分

月舫叢題

月舫叢題至今不淨陰氣大損肝
元損甚疲勞之氣火升越無制神
識清昧參半肝風不息不得不濟
寒痰唇燥舌邊尖絳脈細栗而
潤易極驟生變端而勢可力非撥云矣
請高明政之

羚羊角片
生紫貝齒 五錢
鮮金斛 四錢
雙鉤藤 三錢
鮮竹瀝 一兩 沖服

陳膽星 八分
天竺黃 三錢
硃連翹 三錢
白杏仁 四錢

硃茯神 四錢
代赭石 四錢
青蛤 三錢
廣鬱金 磨汁沖下

四五 方

心腎兩虧

心營腎水均不足肝膽氣火不平由是陽不攝陰不安寐衛不固表則自汗脈兩關大甚半為有痰溼治療法當育陰潛陽洩火化痰為要

上川連（萸水炒）八分	二青竹茹 三錢	浮小麥 一兩
炒酸棗仁 三錢	帶心連翹 三錢	白芍 錢半
抱木茯神 三錢	川石斛 四錢	首烏藤 三錢
真珠母（生殺）一兩	元參 錢半	穭豆衣 三錢
夜合花（廣水炒）三錢		

四十六方

咳嗽日久

據述病情一無出路入喉嗽日久津液耗爍殆淨食培補別無善策所詢洋參、參鬚儘可萬勿服

潞黨參三錢　製於朮三錢　橘白　炒穀芽三錢

杜攻燕一條　麥冬三錢　鹽半夏三錢

蛤蚧尾一對　五味子六分　川石斛四錢

經事中阻動即嘔吐不敷飲食二便均不流利脈濡弦滯暢中宮以通瘀經

製香附錢　白杏仁四錢　橘紅二錢　滑石四錢

茺蔚子四錢　白蔻仁八分　法半夏三錢　建澤瀉三錢

黑山梔子　生米仁四錢　萊菔子四錢　陳皮一錢

炒穀芽斗

四十七　[illegible]中因

溼溫病

身熱頭痛胸悶嘔惡心口乾脈數舌白

黃溼溫重症其勢方張勿忽

淡豆豉三　桑葉三　只壳[illegible]　滑石四

藿梗三　白蒺藜四　蔓荊子四　澤瀉三

青蒿三　赤芍三　防己[illegible]　桑枝

鮮佩蘭三

風痰發於耳下腫硬作痛風邪痰
濕阻少陽絡宜散風宣絡
桑葉三　白蒺藜四　連翹三　陳皮二
牛蒡子三　忍冬藤四　山慈菇錢半　澤瀉錢半
赤芍三　絲瓜絡三　海浮石四　桑枝兩
白茅根兩

四八　耳下腫硬

衄嗽起於失血之後音闪瘵多胃納式微脈來弦數肝腎兩損涉及中焦土病已深入重地理之不易

衄血音闪

生谷芽斗

南沙參三　川貝母三　淮山藥三　元參錢

淡天冬　黛蛤散包　茯苓四　生牡三錢

川石斛四　甜杏仁三　扁豆衣三　玉蝴蝶二分

寒熱止作無定 胃不醒 經不調 左臂疼痛 脈微弱 此原有病未解 早日計功延

全當歸二錢 銀柴胡一錢五 陳皮一錢 川斷三錢
丹參三錢 赤芍三錢 茯苓四錢 雞血藤膏錢
鱉甲四錢 半貝丸三錢 川石斛四錢 資生丸三錢
生熟谷芽各

四九 寒熱不定

跌破手腫

跌破手腫勢大恐氣血失宣風溼互阻所致

桑葉三錢　白蒺藜四錢　陳皮一錢　澤瀉三錢

丹皮錢半　懷牛膝四錢　生米仁四錢　白茅根一兩

連翹三錢　絲瓜絡錢半　赤芍三錢　桑枝一兩

風氣病之遂兩足易冷行步乏力脈濡宜清理之中顧脈本原

淮牛膝兩　炙雞金三　茯苓四　澤瀉三
川斷兩　桑麻子半　生白朮四　陳麥柴三
五加皮三　煅瓦楞殼五　粉萆薢四
資生丸三　炒於朮半

五十　風氣病後

痲後秘要

痲回熱不退，咳嗽便溏，邪戀肺也，不可輕忽。

桑葉錢　沙參錢　光杏仁三　茯苓四三

丹皮錢　川石斛四　象貝四　穭豆衣三

青蒿三　赤芍三　生蛤殼錢　生米仁三

枇杷露錢

血止後來乾欬脇痛心蕩脈細數

病易反覆諸須慎之

鮮沙參五　黛蛤散包　白杏仁三　絲瓜絡五

鮮生地五　墨旱蓮三　冬瓜子包　十灰丸三

川石斛四　熟女珍三　生牡蠣四　鮮蘆根一兩

川貝母

五十八　血止後來

瘧臌因濕而發，肝脾交困，反復不愈

川桂木四分　猪苓錢　大腹皮三錢　川椒目七分

漂白朮錢　澤瀉三錢　炙雞金三錢　查炭錢

茯苓四錢　五加皮三錢　陳香櫞二錢

陳麥柴三錢　石麻骨开　煎湯代水

瘧臌捐愈

兩日未吐，胸脘腹痛，痛不已，甚則腹滿，

曾汗不寐，寐即驚惕，脈細，大便不通，

木土相攻，防成腸氣。

上川連 五分　旋覆花 包　朱茯神 半　火麻仁 开

淡吳茱萸 二分　煅瓦楞 开　烏梅肉 三分　降香 三

淡姜渣 五分　伽楠香 五分　絲瓜絡 包　通草 乙

元明粉 包

五十二

附戚陽氣

乳阻成癰

乳阻氣鬱釀成乳癰紅腫極甚

已經成膿恐難消

歸鬚三　製甲末五分　枸橘三　花粉三

赤芍三　忍冬藤五　川楝子三　連翹三

土貝五　炙乳没三　延胡索五分　蒲公英三

痛逾兩旬表熱漸解足膝痛方便
閉去黃脈秦防己葛生淡
上川連四分 白杏仁四錢 赤茯神五錢 白芍利四錢
全瓜蔞一錢 象貝四錢 防己四錢 生米仁四錢
薑半夏錢 竹茹三錢 五加皮三錢 桑枝兩
澤瀉三錢

五十三

痛逾兩旬

寒熱往來

寒熱往來脈微弦舊病未楚新
邪復襲頭疼和慎之
藿梗三 秦艽錢半 白蒺藜四 赤苓三
青蒿錢半 半貝丸三包 硃連翹二 澤瀉二
赤芍一 活柳枝苓五 青皮炭一 乾佩蘭二
桑葉三
桑枝尺

橫痃腫勢較消，但中頂猶紅，內尚有膿，勢防潰頭。

歸尾三錢　製甲末五分（吞）　花粉三錢　滑石四錢
赤芍三錢　連翹三錢　忍冬藤　澤瀉三錢
土貝母　丹皮三錢　絲瓜絡三錢　粉萆薢四錢
清麟丸四錢（吞服）

五十四　橫痃成膿

溫邪內閉

溫邪內閉氣急神蒙口乾壯熱
脈象勢將厥變危急非常須多
請切料先生決之
回春丹一九 內服三小粒研末另吞

甜葶藶蜜炙用五分　薄荷五分　鉤勾三錢　前胡一錢
白前一錢　牛蒡子三錢　紫貝齒一兩　通草七分
萊菔子二錢　白杏仁四錢　只殼一錢　澤瀉三錢

畏寒腹痛，神疲脉細，表邪靜，而脾達延滯轉重。

蘇梗錢　兩頭尖錢　沉香曲三　青木香二
四製香附錢　車前子四　查炭三　赤苓三
台烏藥錢　大腹皮三　炙鷄金三　栗枚研

五十五　畏寒腹痛

吐血極多

吐血咳嗽所吐極多勞傷風証

有病理之可慮

鮮沙參錢　元參三　東瓜子錢　仙鶴草三錢

桑白皮三　知母三　川貝三　十灰丸包

地骨皮三　黛蛤散錢　粉甘草四分　藕節炭

腹右結癥作痛攻逆神疲脈緊弦右部尤甚兩足腫擬和肝脾理濕熱以防漸漸腹大成臌

金銀花錢半　炙雞金三錢　五加皮三錢　白朮三錢炒（只殼二錢炒）
代赭石一兩　大腹皮三錢　豬苓錢半　廣鬱金一錢
煅瓦楞粉研　沈香曲三錢　澤瀉三錢　炒谷芽

五六

法癥作痛

血症經方

血症經方不時停阻胃納式微

胸悶易寒再延防滯怯

銀柴胡一錢　四製香附錢半　台烏藥錢半　青蒿子錢半

全當歸三錢　陳皮一錢　赤茯苓四錢　川斷三錢

丹參三錢　宋半夏錢半　鱉甲心四錢　雞血藤錢半

吐血便血之後腸鳴腹脹足跗氣腫散成臌

製香附錢半 大腹皮三錢 牛膝炭錢半 橘白一錢

帶皮苓四錢 東瓜皮四錢 川斷三錢 川楝子錢半

淮山藥三錢 生米仁三錢 藕節 煅瓦楞粉研

炒穀芽四錢 陳麥柴三錢 [illegible]

吐血便血

肝木乘脾

肝木乘脾胃濕氣與泛解散之
腫腹痛而嘔噁大便不實脈耎
標本全病理之不易路荷陳麦柴二
旋覆花〤製於朮〤杜仲二炙雞金二
砂殼砂丸四淮山藥二九香蟲斗五加皮二
製半夏〤白茯苓四車前子四台烏藥〤

身益暴躁自汗均解消愈惟痰涎阻胃不時作吐脉狀為鬱須作速導之下行

上川連四分　淡吳萸二分　生姜三錢
陳皮二錢　宋半夏三錢　茯苓四錢
鮮佛手三片　橘葉三錢　澤瀉三錢　旋覆花三錢
代赭石一兩　綠萼梅　新絳二　荷葉

五八

身益暴躁

出診方

形疲骨立

欬嗽年餘津液內竭瘵渴形疲骨立膚槁
氣短脉耎少神且不調病深矣區區藥石能
有幾何力量非備之方庶可與用羊髓
早經病起日前服藥之後正氣遂不克支特
矣此方須緩服之俾氣能運藥

真陽益益
溫光參五錢
熟地炭 夏芍 橘白
須真道地 須預洗淨
杜仲煆一錢 茀茯叅米 川貝母 三錢
圭元參 附甘草九分 冬桑
蛤蚧尾 製於朮 海浮石 三錢
生熟谷芽 長鬚谷芽 三錢

溼熱入營，分蒸爲溼毒癤。時值溼熱司令，晴不易速效也。

鮮生地五錢　連翹三錢　粉萆薢四錢　地膚子錢

三妙丸三錢　丹皮錢　豬苓錢　金銀花三錢

防己錢　桑白皮三錢　澤瀉三錢　陳皮二錢

白蘚皮錢

廿九

溼毒癤

脾弱腸鳴

日前腸鳴如大便潤而不暢頭暈作抽時常牙痛脈濡少帶弦肝強脾弱不克運融濕且踈和並進

白蒺藜四　陳皮乙　炙雞金三　大腹皮三
桑葉钱　法半夏钱半　白芍三　五加皮三
雙鈎藤后　陳佛手钱半　資生丸三　谷芽钱半
川石斛三　陳麥柴三

胎火溼熱蘊而胎癩手心熱痰
核疊起而未速散 白茅根一兩
青蒿梗錢半 銀花三錢 綠豆衣三錢
丹皮錢半 薏元散二錢 澤瀉三錢
石決明一兩 連翹三錢 竹葉三錢

午

胎癩痰核

發熱畏風

發熱畏風，今交四日，舌黄脈數，便閉溺澀，初起輕重可慮。

杜藿梗三錢　只殼錢　查炭三錢　玉樞丹研末三分

大豆卷三錢　青皮錢　澤瀉三錢

防風錢　萊菔子四　飛滑石四　紅靈丹枇杷露開調服一分

坎册

曹氏醫案

惠卿題于吳門

左　八日　晝輕夜重，重則糊語喃
便溏脈數，溫邪痰濕，宜達防耗重
原支金斛先煎四錢　連翹衣三錢　白豆三錢　澤瀉三錢
桑葉三錢　紫貝齒牙　查炭三錢　荷梗
牛蒡子三錢　滑石青蒿三錢　茯苓四錢　藿斛
枇杷露冲

素丑氣急嘔心不食舌垢脈數
不揚肝氣而兼溫邪素稟全病
不可忽
枇杷葉（拭去毛）四
青蒿子錢　石決明开　上川連三下　代赭石廿
金銀花錢　白蒺藜（去刺）四　川石斛四　竹茹三
連翹錢　法半夏三　旋覆花　通草

素丑氣急症

諸恙全鬆惟咳嗽未已

紫菀炙炙四　牛蒡子三　東瓜子兩　枇杷露兩

白前錢半　白杏仁去衣三　只殼錢

前胡錢　象貝去心四　通草一

二

病後咳嗽

托腿疾癰

托腿疾癰腫硬其勢方張消散之劑

牛蒡子三 前胡二 土貝四去心 慈菇二

紫蘇子三 白蒺藜四 絲瓜絡二 海蛤粉

萊菔子三 桑葉三 陳皮一 小金丹

胃氣痛嘔吐酸苦脉弦治
在肝胃
旋覆花三钱 瓜蔞皮四钱 炒枳殼三钱 延胡索三钱
煅瓦楞粉两 橘红钱半 沉香片后下 薄荷三钱
淡吴萸三钱 姜半夏三钱 川楝子三钱 佛手钱

三

胃氣痛治

濕毒內病須清化

龍胆草　滑石四　淡竹葉三　土貝四

川黃柏三（鹽水炒）　銀花三　粉萆薢四　丹皮三

知母三　生中黃二　赤芍三

濕毒內病

伏邪晚發六日已轉重之時也

淡豆豉三錢　川連五分　石決明一兩　檳榔三錢

青蒿三錢　枳殼三錢　白蒺藜四錢　澤瀉錢

枯芩二錢　佩蘭三錢　硃連翹三錢　赤苓三錢

蘆根一兩

四

伏邪六日

瘧止後痢

瘧日作今止兩日胸向腹痛紅白痢
下素墜全痛後重

青蒿子三　炒只殼三　紅曲三　赤苓四

枯芩三　煨木香五　查炭三　澤瀉三

赤芍三　檳榔三　萊菔子三　佩蘭後葉三

心宗筋絡抽掣腰痠頭暈脈弦
不耐煩勞之病深不易治

北沙參三　抱木茯神生　歸身三　白蒺藜（去刺）四
製首烏四　橘白二　金毛脊（去毛切）三　靈磁石（生）四
川石斛四　製半夏一　杜仲三　煅瓦楞殼（研包）开

五

心宗筋抽

便血盜汗

便血盜汗便溏脈微數當氣陰兩治

浮小麥三 炒穀芽五

生耆皮三蜜炙 乾首烏四

淮山藥三 蒼龍齒

炒白芍三 炒槐米四

煅牡蠣五 製於朮三

藕節炭五

腰痛血痢漸瘥脈來滑易痊

餐須慎之

細生地（炒）四錢　香連丸　紅曲炭三錢

歸身炭　淡芩炭三錢　苦參一錢

赤芍三錢　銀花（炒）三錢　大腹皮三錢

薺菜花干三錢　焦麥芽四錢

六

腰痛血痢

便後肛痛

便後肛門痛腫結痔瘡

臟連丸　前胡三　淡芩炭三

槐米炭三　杏仁三　赤芍二

炒銀花三　象貝四　石决明开

無花果

頭疼暈脹痠腹痛心蕩脈弦數

兩乘須加意慎養

歸身三乙　杜仲三乙　硃連多内

赤芍三乙　川斷（鹽水炒）三乙　料豆衣三乙

川石斛内　鹽半夏乙　陳佛手乙

生熟穀芽各七

頭疼脹痠

頭顙高腫

風痰上阻頭顙高腫不易消

桑葉三 石決明五 忍冬藤四

粉丹皮三 赤芍三 黑山梔三

白蒺藜四（去刺） 土貝母四（去） 海浮石四

甘菊瓣一錢

熱、候大勢較作日鬆仍需反复

轉重

淡豆豉三钱　前胡钱半　上川連五分　石决明一两

青蒿三钱　杏仁三钱　只殼三钱　白夕利去刺钱半

酒炒條芩钱半　象貝两　竹茹三钱　硃連翹三钱

八

熱一候

欬逆脇痛

欬逆脇肋痛，形色兩奪，大便溏，脈反弦大，理之所[illegible]。

生茯皮[illegible]　淮山藥三　生牡蠣[illegible]　橘絡[illegible]

南沙參三　茯苓三　白芍三　玉胡蝶[illegible]

川貝[illegible]　扁豆衣三　粉甘草[illegible]　生麥芽[illegible]

猴疾腫脹僵伏須避風忌口善為
調治方能消散否則潰頭可慮

歸鬚錢半　牛蒡子三錢　陳皮錢
銀花錢三　白蒺藜四　山慈菇
穿山甲錢　蘇子三　海浮石四
小金丹

九

猴疾腫脹

癸水趲前五日，色紫近黑，是氣起熱，

逆流別生枝節

歸身錢 生蛤殼打 五 炒甲片三 橘白一

赤芍三 川貝去心三 川石斛四 銀柴三

丹參錢 桑白皮蜜炙錢 青蒿子錢 玉蝴蝶廿

生谷芽錢 桑枝五

癸水叢書

瘧疾傷陰轉日夜肌灼無汗脈
數弦宜和陰泄熱
青蒿子錢　功勞子三　地骨皮錢　通草七
丹皮錢　赤芍三　豬苓七　姜半夏錢
生鱉甲四　知母錢　赤苓三　象貝四

十　　瘧疾傷陰

氣病大作

氣病大作脈弦舌厚白二便閉防病

劉叢盤

上肉桂三分　枳殼錢半　萊菔子三錢　車前子四錢

淡吳茱萸三分　橘紅錢　沉香曲三錢　檳榔錢半

東术[illegible]錢　法半夏錢半　查炭三錢　烏藥錢半

喉痹腫塞滿喉，防氣逆痰壅阻，恐重症，不可忽。

甜葶藶　殭蠶　桑葉三錢　金鎖匙七分

白前錢　馬勃八分　土貝四錢　煅瓦楞[illegible]

杏仁泥四錢　甘中黃一錢　竹二青三錢　降香[illegible]

土

喉痹腫滿

伏邪晚發病發熱但未狂躁脈數
[illegible]病已內傳厥變易[illegible]及掌毋忽

行軍散 下　淡豆豉 三　山梔 三　牛蒡子 三
玉樞丹 三分 下　羚羊角片 三味　竹茹 三　青蒿子 三
枇杷露 [illegible] 調服 [illegible]　紫貝齒 兩　連翹 去心 三

伏邪狂躁

肝胃氣大痛嘔吐大便閉肢冷舌黄

脈弦濇厥

金伏花三　淡吳萸三下　川石斛四

海蛤粉开　只殼三　火麻仁泥四

鹽半夏三　五靈脂　陳佛手后下

元明粉分　沉香曲三　白通艸二

十二

肝胃大痛

乳癰腫硬

乳癰腫硬極甚乳汁不通最易潰膿稍有寒熱難消化

歸鬚錢半　川楝子錢半　蒲公英三錢　赤芍三錢

銀花三錢　元胡索錢半　青皮一錢　土貝去心四錢

絲瓜絡三錢　橘　橘葉一錢　連翹去心三錢　川石斛四錢

咳嗆勞動即發時冒寒熱脈左弦右細當先治其本

瓜蔞皮三錢 光杏仁三錢 橘紅一錢 炒蘇梗

鹽半夏三錢 紫菀炙三錢 竹茹三錢 陳麥柴

薤白頭酒浸洗去泥 淡吳萸下 澤瀉三錢

十二

勞動咳嗆

肝氣胃逆

肝氣胃逆胸悶嘔吐無以二便通利乃
適肺微經宜導濁下行
蘇子三 全伏花三 白蔻三 豬苓三
白芥子二 川瓦楞粉研 橘紅二 澤瀉三
萊菔子三 淡吳萸一 鹽半夏三 炒谷芽
陳佛手柑

咳逆日久，近來痰膿，惡寒自汗，飲食不運，脈弦未平，宜

紫菀（蜜炙）錢半　款冬花（蜜炙）三錢　橘白錢　生蛤殼（打）

白杏仁（去皮）三錢　炒黑荊芥錢半　竹茹三錢

象（去）貝四　冬瓜子（打）　絲瓜絡三錢

十四

咳逆痰膿

三日瘧延久止作不定液少胃呆胸悶
脉左細右弦宜先疏暢中宮

銀柴胡 西党參 猪苓二 白蒺藜去刺炒

橘紅二 廣鬱金二 澤瀉二 陳佛手後下

製半夏二 白蔻末沖下 瓦楞殼研 桑枝研

三瘧延久

脾腎兩虛，氣不運濕熱，便泄久不止，舌
灰，脈伏帶弦，宜標本兩治。

高麗參（杜方另燉五盅沖）一錢　煨木香一錢　製半夏錢半　車前子四錢
漂白朮（土炒）三錢　煨草菓錢半　杜仲（鹽水炒）三錢　炒六曲三錢
茯苓四錢　橘紅一錢　九香蟲一錢　焦麥芽根

十五　　脾腎兩虛

午後作寒

午後作寒欬甚胸悶脇痛宜疏達宣洩

牛蒡子(炒)三錢　蘇葉錢半　紫菀(炙)四錢　桑枝尺

萊服子三錢　荊芥錢半　白前錢半　赤芍二錢

白杏仁(去衣)三錢　前胡錢半　只殼三錢　澤瀉三錢

對口初起勢在轉重非忽

白當歸 [illegible] 白蒺藜(去刺)[illegible] 遠志 [illegible]

赤芍 [illegible] 絲瓜絡 [illegible] 合歡皮 [illegible]

土貝母 [illegible] 瓦楞子(打)[illegible] 生米仁 [illegible]

茄子蒂 [illegible] 澤瀉 [illegible]

對口初起

身熱紅痱

身熱骨痛發出紅痱不少脈當宜
順氣透達

牛蒡子三　枳殼三　蘇葉　白蒺藜
蟬衣（洗）　白杏仁（去尖）三　赤苓三　前胡二
赤芍二　象貝　通草一　桑枝

陰虧肝亢，所時頭痛，牙齦腫，乳核久伏，須速用清散。

桑葉三錢　土貝（去）錢半　歸鬚錢半　瓜蔞殼錢

白蒺藜（去刺）四錢　赤芍三錢　忍冬藤（切）四錢　絲瓜絡三錢

石決明（打）錢半　連翹（去）三錢　枸橘一錢　廣鬱金一錢

志

牙腫乳核

痰疱痛症

痰疱堅腫極甚膿成未潰痛及咽喉

滌防氣逆痰湯一 乃再兒

金當歸三 生芪皮五 土貝去心母 陳皮二

製蚕 防風五 雙切鈎藤後 連翹去心三

角針 赤芍三 瓜絡三 桑枝五

李雁廣先　寒熱月餘　咳嗽大便下
痢　初質重　經理之棘手

青蒿子三錢　馬勃五分　石決明一兩　扁豆衣三錢
連翹去心三錢　甘中黃一錢　土貝去心三錢　澤瀉錢半
赤芍　飛中白一錢　川石斛四錢　茯苓四錢

十八　　李雁廣先

腹脹不消

腹痛之後腹脹硬不消惡寒躁不揚
宜疏化和中

蘇梗三　青木香二　六曲三　吳萸三
製香附三　荊芥炭　砂仁末　大腹皮三
陳佩蘭炭　赤芍（桂枝泡湯炒）三　楂六曲三　陳麥芽

咳嗽吐臭痰脇痛胸痛肺癰重
症甚可畏

桑葉三錢　白蒺藜四錢（炒，去刺）　鮮蘆根五錢（去節）
白杏仁三錢（去皮尖）　石決明五錢　絲瓜絡三錢
象貝四錢（去心）　冬瓜子五錢　橘白一錢　知母三錢
生竹四錢　通草一錢　枇杷露五錢

十九

咳成肺癰

牙疳發盡

牙疳大腐稍定之下崩畧減去外發盡
不已咳嗽嘈心痛繫要還可靈
前胡三 象貝去心 薄荷後下 茯苓研
青蒿子三 鈎句後下三 連翹去心三 澤瀉三
杏仁三 牛蒡子三 甘中黃一 枇杷露开

氣陷不足濕熱下注便血有脫肛狀
脈弦數法當標本兩治
人參蘆頭　陳皮一錢　淡芩炭三錢
生蒼朮　法半夏三錢　槐花炭四錢
生地炭四錢　川石斛四錢　地榆炭

二十　氣虛便血

救逆腹痛

救逆者熱腹痛脈數口渴舌麻

舊病再發受溫邪最為難重

桑葉三錢　前胡錢　赤芍錢　生蛤殼兩

白杏仁去皮三錢　馬勃八分　萊菔子三錢　白前錢

土貝母去心　甘中黃一錢　竹二青三錢　金鎖匙

枇杷露一兩

欲達而已，春邪分乘濕熱內伏

理之而解

蜜炙麻黃　東瓜子开　白前乃

甜杏仁三　蜜炙紫菀乃　蘇葉乃

象貝　生蛤殼开　款冬花三

桑枝开

至

溫邦敘廷

穿腮牙癰

穿腮牙癰堅結不定，咽痛轉爲咽乾，宜清潤之。

鮮生地一兩　牛蒡三錢　杏仁三錢去皮尖　馬勃八分
元參三錢　白蒺藜四錢去刺　象貝四錢去心　枇杷葉一兩
川石斛[illegible]　赤芍三錢　連翹三錢

肝胃不和，氣道失宣，胸悶痞卧心脘
痛，玆醒脾濡治在中焦

全瓜蔞三錢　淡吳萸三分　陳佛手一錢　乾菖蒲（切）一錢
薑半夏（浸洗）三錢　枳殼三錢　春砂仁（後下）一錢　澤瀉三錢
薤白頭五錢　良附丸　廣鬱金一錢　沉香曲三錢
谷芽身

廿二

肝胃不和

液血成塊

液血成塊脉耎數陰損火鬱而乃然

上川連半　肥知母三　竹葉三　川石斛四

細生地四　小薊炭　甘草梢一　藕節四

川柏鹽水炒二　蒲黃炭　丹皮　料豆衣三

作寒發熱，胸脘發熱，後引背痠，脈數不揚，宜表裡兩治。

蘇梗錢半　白蒺藜（去刺）四　法半夏錢半　猪苓三

廣藿梗錢半　蔻殼三　萊菔子三　澤瀉三

佩蘭葉（後下）錢半　橘紅一　淡吳萸三分

秦艽錢半

廿三

寒熱脘痛

腎氣奔豚

奔豚氣從少腹上塞咽喉甚則昏暈
冷汗豚要強腎不攝肝上亢莫止須加
意慎養
歸身三三　陳佛手二　杜仲（鹽水炒）三三　炙雞金三三
白芍三三　垣半夏三三　北沙參　火麻仁泥各
左牡蠣各　抱木茯神各　車前子各　淡蓯蓉各
生熟谷芽各　豆湯代水

頭痛已已，目赤以蒙，最防損目，腿足之瘀點從緩議之。

桑葉三錢　龍膽草　白蒺藜（去刺）四錢　密蒙花三錢
丹皮三錢　生龜版四錢　決明子四錢　夜明砂三錢
甘菊（去蒂）三錢　石決明一兩　穀精子三錢

萬

目赤頭痛

海騮風腫

海騮風腫脹屈伸足痛濕熱為病
理之不易
三妙丸三錢（包） 淡木瓜三錢 茅蒼朮三錢 赤芍五錢
漢防己三錢 晚蠶砂三錢 臭梧桐五錢 川萆薢三錢
五加皮三錢 伸筋艸三錢 白蒺藜四錢（刺） 桑枝一兩
生米仁四錢

肝鬱不解，氣火橫逆上衝，當心脘輒痛，下抽時有厥象，不得臥，臥即吐逆，脈細，頭痛來往，虛弱時或大節極痛，遂然痙厥，千萬勿忽。

旋覆花三 白茯苓四 綠萼梅瓣 靈磁石四 五靈脂

煅瓦楞粉打 酸棗仁三 陳佛手二 絲瓜絡五

左金丸包 青鹽半夏三 橘白二

廿五

肝鬱不解

氣衝少腹

氣從少腹上塞，甚至昏暈，冷汗出，此本肝
氣也。混肝胃而漸而來，中挾痰濁，脈來
數，理之不易。

歸身三（小茴香拌炒）　陳皮二（鹽水炒）　綿杜仲三（鹽水炒）　火麻仁泥四
白芍三（淡吳萸拌炒）　製半夏三　九香蟲　淡蓯蓉三
白茯苓四　車前子四　陳佛手二
紫石英四　煅牡蠣五　淮牛膝三（川）

目翳較退，視物羞明，脈微數，耳鳴，陰虛火炎，須加意慎養。

上川連五分　石決明[illegible]　桑葉三錢　谷精珠三錢

鮮生地四錢　白蒺藜（去刺）四錢　丹皮一錢五　夜明砂三錢

黑山梔三錢　[illegible]研孔三錢　[illegible]　[illegible]

料豆衣三錢

廿六

目翳較退

肝風上升

肝陽化風挾痰上升頭旋頸脹項
頸疼耳鳴頭眩仆
鱉甲炙 心[illegible] 石決明煅 元參[illegible] 杏炒 磁石[illegible]
靈磁石生煅 白蒺藜去刺炒 橘白 陳膽星[illegible]
天麻丸 煨天麻[illegible] 菊花[illegible] 絲瓜絡
陳佛手

心悸哭笑無常，甚則暈厥眩仆，戰慄蹶痙，宜潛陽滌痰。

金石斛三錢　石決明一兩　乾菖蒲八分　硃茯神三錢

橘紅二錢　靈磁石四錢　陳膽星八分　棗仁三錢

薑半夏三錢　廣鬱金二錢　淮山藥三錢　竹茹二錢

白金丸三錢

左

心悸哭笑

痰飲作吐受風即發脈要弦不受溫前須循序調理

蘇子三钱 旋覆花一钱 製半夏一钱 白茯苓四钱

白芥子一钱 代赭石四钱 橘紅一钱 澤瀉一钱

陳萊菔三钱 煨瓦楞粉四钱 淡乾姜五分 炒谷芽

痰飲作吐

乳蛾腫腐極盛，勢防腫塞喘閉，宜儘除惡勿留。

桑葉三錢　土貝去心三錢　竹茹三錢　薄荷五分

赤芍三錢　人中黃五分　茅蘆根一兩　滑石四錢

白蔻仁一兩　人中白五分　生蒲黃開　澤瀉三錢

金鎖匙五分　枇杷露一兩沖

乳蛾腫腐

腎之氣上逆

腎不攝肝，下氣上逆，狀如奔豚，脈弦，
強頸掣，其原在血分虧，須加意
珍衛。

歸身三　綿杜仲鹽水炒三　陳佛手又　炙雞金三
白芍三　川斷鹽水炒又　鹽半夏三　四火麻仁四
左牡蠣先　川石斛四　桂木　茯神　淡從蓉三

肝氣上下衝突，近日牽脇漸減，脹滿猶甚，肝栗經作寒作熱，宜仍守前意加減。

歸身三錢　大腹皮三錢　綠萼梅　杜仲三錢　火麻仁四錢

白芍三錢　炙雞金三錢　川斷三錢　熟軍炭三錢

左牡蠣四錢　生檳榔皮四錢　白茯神四錢　車前子四錢

廿九

肝氣衝突

久病陰痛

脈左細要右沉而病失血久瘧崩則竭

咽火炎失音瘖瘁之病深矣須多延

高明政酌

南沙參錢　元參三　東麻子錢　淡天冬錢

川貝三　生白朮錢　竹茹三　川石斛四

生蛤殼五　人中白二　茯苓四　通草二

爛喉風腐甚腐遍于舌寒甚重

疹毋忽　金鎖匙五分　枇杷露二兩

桑葉三錢　鮮金斛四錢打如泥　黑山梔三錢　清石三錢

白杏仁三錢去皮　人中黃一錢　竹茹三錢　澤瀉三錢

大貝四錢去心　人中白一錢　生蛤殼一兩打　蘆根一扎

三十

爛喉風腐

胸悶

胸悶食下不適，宜疏暢中宮

旋覆花（包）三　白蔻仁（研）錢　沉香曲三　蘇子（炒）

枳殼二　橘紅（葉錢）二　廣鬱金（切）錢　炙雞金三

青皮二　法半夏錢半　乾菖蒲二

脈濡口乾少納無味神思疲乏稟賦不足氣陰並虧日晡惡寒須清理之再增補

杜藿梗錢半　陳佩蘭錢半　白蒺藜去刺三錢　生米仁三錢

橘白錢半　只殼錢半　蘇薄荷錢半　川斛錢半

案本夏之　春砂仁五分　炒荊芥錢半　生熟谷芽各四錢

三十一

日晡惡寒

面浮肢腫

面浮肢腫午後先寒後熱少腹膨脹防成蠱臌非輕 鱉甲煎丸三
青蒿子三 炒焦青皮三 炙雞金三
淡芩炭三 廣鬱金三 白芷三
半貝丸三 煅瓦楞粉五 大腹皮三

敗精瘀阻於莖，莖腫，下白濁，脈濡弦。先清化分利。

細生地四錢　瞿麥三錢　生牡蠣一兩

川柏三錢（二味鹽水炒）　扁蓄二錢　遠志炭二錢

知母三錢　黑山梔二錢　硃茯神四錢

三十二　敗精為濁

欬有寒熱

欬聲輕利寒熱往來腹痛咽喉痛
屬暴損不易治
青蒿錢 桑枝錢 金佛花錢 川斛三
赤芍錢 川貝母三 代赭石錢 淮山藥三
白杏仁四 紫菀二 東瓜子片 台烏藥六
生穀芽

脈左細右弦數舌白腿力久不復足膝痿軟一時不易奏功也

歸身錢半　金毛脊三錢　資生丸三錢　粉萆薢三錢

陳皮一錢　川斷三錢　生米仁四錢　白豆四錢

法半夏錢半　五加皮三錢　赤苓三錢　炒谷芽

三十二　腿力不復

痰熱迷糊

○痰熱上升，神思迷糊，脈滑而不暢達，

意心亂，急宜泄降之。

上川連五分　陳膽星七分　製抱木茯神辰拌三錢　鮮竹瀝一兩

全瓜蔞四錢　青礞石錢半　帶心連翹三錢　九節菖蒲八分

薑半夏三錢　紫貝齒一兩　白金丸錢半包　遠志肉去七分

咳嗽匝月，不鬆，氣逆不得安寐，手足心微熱，脈左細右滑，宜泄肺順氣。

冬桑葉三錢　粉甘草一錢　枇杷露一兩後服

苦杏仁去皮三錢　絲瓜絡三錢　茯苓三錢　玉蝴蝶半

冬瓜子一兩　川貝三錢　川石斛三錢　黛蛤散絹包

三十四

咳嗽匝月

澁時淋痛

水液渾濁澁所致澁時淋痛脈細腹痛當治所急

細生地四 小薊炭三 瞿麥三 川柏三

淡竹葉三 丹皮炭三 墨汁旱蓮三 茯神四

甘草梢八 蒲黃炭七 知母三 琥珀燈芯三分

痰濕內阻，風寒所乘，中焦運困，宜宣。胸背微痛，痛居胃痹，音啞，脈數，嚴防漸趨膈噎。

全瓜蔞四錢　紫菀二錢　只殼錢半　茯苓四錢

薤白頭（江浙去苗）錢半　桔梗錢半　廣鬱金錢半　戊腹米（包）三錢

宗半夏錢半　乾菖蒲錢半　杏仁四錢　陳佛手二錢

二十五　痰濕內阻

寒熱往來

往來寒熱頭痛胸悶脈數倦
瘧邪戀未可懈怠
銀柴胡一錢半　白蒺藜刺二錢　半貝丸三錢　陳佩蘭後下錢
歸身錢　枳殼錢　酒炒黃芩一錢　桑枝切錢
赤芍三錢　青皮錢　煅瓦楞粉錢　白茅根錢

傷血復發，咽宸胃痛，脈弦倬虛，要損不可輕忽。

歸身（炒）錢　仙鶴草五錢　墨旱蓮三錢　丹皮錢半

細生地（炒）三錢　參三七五分　熟女貞三錢　藕節炭五枚

赤芍三錢　絲瓜絡三錢　粉甘草八分　十灰丸（吞服）三錢

三十六

傷血復發

經阻寒熱

氣虧血滯，經阻寒熱，近日咳嗽，腹下解，脈要弦細，積痛深遠，理之爲難。

炙鱉甲 紫丹參三錢 烏藥 川貝三錢
功勞子三錢 茺蔚子三錢 炙雞金三錢 東白芍
川石斛三錢 雞血藤膏三錢 陳佛手錢 川斷

黃[illegible]皮錢
歸尾錢 羌活三錢
獨活三錢 蘇葉錢
赤芍錢 劉寄奴錢
沒藥三錢 乳香三錢
[illegible]
[illegible]
[illegible]

肝腎虛寒，寒濕下阻，右足脛腫，腫痛延流結，痛踵未細，姑先急則治標。

蘇梗錢半 川牛膝錢半 五加皮三錢 威靈仙錢半
防風錢半 豨薟草錢半 白蒺藜四錢 漢木瓜二錢
防己錢半 臭梧桐三錢 川斷三錢 千年健
桑枝尺

三十七
足脛腫痛

咳嗽痰血

夜來掌心熱咳嗽痰粘胸口痛肢節痠鼻孔有血跡經絡傷則血自內生當標本兩治

桑白皮钱 黛蛤散（絹包）钱 白杏仁三 枇杷露（沖服）开

地骨皮钱 知母（炙）二 竹茹钱 鮮芦根开

粉甘草三下 川貝母三 川石斛钱

肝脾不調腸胃濕阻便溏帶血
心脘腹均痛脈不軟弦大陰虧之體
須速去濕理　薔薇花乾三錢
川石斛四錢　紅茜炭三錢　茯苓四錢　川通朴一錢
子芩炭錢半　廣木香五分　扁豆衣三錢　陳佛手一錢
炒槐花三錢　大腹絨三錢　車前子四錢　炒穀芽

三七八

便溏帶血

三霍多年

三陰瘧多年不止，脈要易於脘脹，
便溏頭痛眩暈，兩足瘦軟痲痹，
實不易治。陳麥柴四
鱉甲心四　煅瓦楞粉卅　半貝丸三三　金毛脊三三
全當歸三　白蒺藜四（炙刺）　陳皮一　乾首烏四
春砂三　川斷三　炙雞金　炒谷芽卅

痰涎氣機交阻，胸悶嘔吐，少腹作痛。畢丸合然宜疏化宣洩。

蘇梗錢　延胡索錢　只殼錢　豬苓錢

製香附錢　兩頭尖三錢　法半夏錢　澤瀉三錢

川楝子切錢　枸橘二錢　青皮錢　淡吳萸五分

三十九

畢丸作痛

咳嗽失血

咳嗽兩旬咽痛失血脈左大右細肝旺肺虛最慮纏綿不已

桑葉三　黛蛤散三包　絲瓜絡三　川石斛四

白杏仁四去皮尖　東瓜子五　竹茹三　茯苓四

川貝三去心　粉丹皮　海浮石四　枇杷葉五

向病五春欬嗽近日又增吐血脈弦
素黄依病實諸須加慎之

冬桑葉三　東瓜子五　橘白七　扁豆衣三
白杏仁四　蛤殼五　生甘草八　白茅根十
川去貝三　茯苓四　絲瓜絡三　上蝴蝶
枇杷葉四 拭去毛

四十

欬久吐血

肢冷夜甚

午間肢冷暮夜甚，甚氣急喉窒

胸悶，波冬痛起，近日正在静重不兜

大豆卷三　紫菀五　白杏仁四　茯苓四

前胡五　只殼五　杏蘇子五　新白蒺藜四

牛蒡子三　桂枝五分　澤瀉三　桑枝五

大便已通，氣墜腰脊作痠，六脈不流利，脈細，陰分寒而濕熱壅裡之不歸

粟殼錢

上川連分　南葛錢　川斷三錢　薑半夏錢

枳殼錢　秦艽錢　川通草　酸棗仁三錢

鮮竹茹三錢　赤芍三錢　滑石四錢　枇杷葉（拭去毛）三錢

四十一　氣墜腰痠

胸悶懊憹

胸悶嘔噁懊憹脈弦者急宜泄肝
和胃以防寒熱轉重

淡豆豉三　川連八分　瓜蔞錢半　白杏仁三
黑山梔錢半　淡吳萸廿粒　竹茹三　川石斛四
白蒺藜四　赤芍錢半　鹽半夏錢半　通草二
枇杷葉三

風濕相摶一身腫痛脈濡行時作喘鼻息 陳麥柴四錢 白麻骨錢 桑白皮錢半 茯苓皮錢半 防己錢半 豬苓錢半 大腹皮三錢 蘇葉錢半 車前子三錢 澤瀉三錢 五加皮二錢 前胡錢半 防風錢半 炙雞金二錢

四十六

風濕腫痛

表熱白日

表熱惡寒胸脇痛已自日表症

黄脈細數經絡痰阻滯防轉

重則不可忽

前胡錢　只殼錢　白杏仁（去皮）[illegible]　赤苓[illegible]

牛蒡子二　竹茹二　薄荷（後下）七　澤瀉二

桑葉錢　生姜蘇子二　連翹（去心）二

得汗不達，寒熱稍愈，頭痛舌垢，便溏。濕溫最易反復，勿以小愈而忽。

大豆卷三錢　只殼錢　白蔻仁八分　青蒿錢半

藿梗三錢　橘紅一錢　六曲三錢　生米仁各三錢

防風錢　法半夏錢半　查炭三錢　澤瀉三錢

乾佩蘭（後下）錢　佛手錢

四十三

得汗不達

積飲氣升

向患積飲，作吐，家氣升塞，胸痛甚，今形瘦納少，脉細，欬嗽帶血，病道遙遠，不易治。

蘇子 錢　款冬花 炙 錢　茯苓 四錢　霞天曲 絹包 三錢

白杏仁 去皮 四錢　陳皮 一錢　猪苓 錢　川石斛 四錢

象貝 去心 四錢　法半夏 錢　澤瀉 三錢　谷 炒 芽 [illegible]

昨瘧發寒熱亦稍衰，大便未行，舌
根黃膩，脈數細，右三部較大，邪伏
傷陰，須由漸達散。桑枝錢
桑葉錢半　功勞子三錢　炙鱉甲四錢　半貝丸包三錢
青蒿錢半　川石斛四錢　硃連翹三錢　竹二青三錢
粉丹皮錢半　肥知母三錢　硃茯神四錢　生穀芽

四帖

邪伏陰分

傷風新感裏滯裡五當宣泄
清化表裏兩治
紫菀炙 象貝去 枳殼 甘安
牛蒡子 桑葉 陳皮 杏蒲
白杏仁去皮 冬瓜子 山慈菇 通草

傷風裏五

脹滿不已，今有寒熱，脹強食下咽，納少噯氣，宜疏和脾胃，兼顧傷風。

金佛花包　蘇梗炒三　炙雞金三　車前子包
煅瓦楞粉打　萊卜子炒三　大腹皮洗三　白蔻仁打冲
沉香曲三　白杏仁去皮四　五加皮三　橘紅一

四五　脹滿不已

痰波咳血

咳嗽頭暈痰中帶血腹痛作

痛脉右大於左最防淹纏　白茅根去心一开

桑葉三錢　白蒺藜去刺炒　十灰丸絹包三錢　炙雞金三錢

杏仁去皮尖三錢　石決明开　參三七　陳棕櫚三錢

川貝去心三錢　東瓜子开　絲瓜絡三錢　藕炒節五个

喉風紅腫碎腐，溫邪薰蒸肺胃，其勢方銳，勿可忽。

桑葉五錢　連翹去心三錢　生蛤殼打开　甘中黃一錢

牛蒡子炒三錢　象貝去心四錢　竹茹三錢　飛中白錢

赤芍三錢　白杏仁去皮尖三錢　馬勃八分　川通艸分

四十六

喉風碎腐

流注潰兩頭孔滲膿多虛損

延甚難愈

生芪皮三錢　土貝去心二錢　伸筋草三錢　五加皮三錢

全當歸二錢　銀花藤切二錢　連皮二錢　桑枝一兩

淮牛膝炒二錢　絲瓜絡陳三錢　甘草節一錢

流注兩消

濕溫病寒熱六日頭脹胸悶不寐
口乾舌糙黃膩濡重按即息
上川連八分　白蒺藜三錢去刺四　紫貝齒生三錢开　滑石四
蘇葉錢半　只殼一錢炒　酥連翹三錢　青皮　又
大豆卷三錢　鈎藤三錢　青蒿三錢　澤瀉三錢
紅靈丹下　玉樞丹下　二味枇杷露兩沖服
罡
濕溫病六日

食滯病方

食後病交五日脈象弦舌苔黄白

入寐亦還可懼

薑汁炒川連五分　紫貝齒一兩　大豆卷三錢　代赭石四錢

只殼錢　青皮錢　赤芍錢　澤瀉三錢

炒焦竹茹三錢　宋半夏錢　雲茯神錢　川石斛四錢

温熱邪蘊久傷陰發熱止作無定
時常作咳作呃夜來口乾脈微弦而
數少液熱病傷氣未常透解

生青蒿三 川石斛四 硃連翹三 白杏仁四
丹皮錢半 知母錢半 硃茯神五 通草七
赤芍二 柳枝錢半 紫貝齒开 滑石四
梨皮开

四十八

温熱傷陰

濕熱病ノ日

濕熱病ノ日寒少熱多汗出足胸
悶便閉脈數勢方轉重如血
藿梗ミミ　枳殻ヲ　萊菔子ノ　保和丸ノ
大豆卷ミミ　竹茹ミミ　滑石ノ　鮮佩蘭ミミ
フ去刺白蒺藜ノ　法半夏ノ　澤瀉ミミ　鮮佛手ヲ
秦艽ヲ　酥青蒿ノ

溫熱病三日，有汗不解，胸悶嘔惡，脈左濡右滑，濕蒙病方轉重，勿忽。

藿梗三錢　枳殼錢半　白蔻仁八分　赤苓三錢

秦艽錢半　橘紅一錢　白杏仁四錢　澤瀉三錢

防風錢半　法半夏二錢　薏米仁四錢　佩蘭後下三錢

四九

溫病三日

趙三日胸悶

趙 三日 胸悶頭痛脈濡嘔心延汸

轉重加血

桑葉三 只殼二 黃芩內 廣鬱金切乙錢

牛蒡子三 香薷三 方 澤瀉三 乾菖蒲後下乙

大豆卷三 青蒿 白蒺藜刺錢 鮮佩蘭三

桑枝卅

肝腎兩虧風濕乘阻足之筋腫脹痠痛上及腿膝漸有結瘤之勢不可輕忽

金當歸三 豨薟草三 五加皮三 赤芍三
牛膝錢半 臭梧桐錢半 防己錢半 土貝四
川斷錢半 白蒺藜四（炒去刺） 伸筋草三 漢木瓜錢半

五十 足之筋腫痛

咽喉風濕腐〻肉堆起〻舌巨經腐
去毒拔〻解脈舌滿音啞喘閉十
分陰惡之証
果甘〻 馬勃〻分 滑石〻錢開 白前〻
白杏仁〻 母中黄〻 生熊殼開 枇杷露〻開
土貝母 象中白〻 黑山梔〻 鮮竹瀝〻開
二味藥調温先服

不吾脂卷

客秋下痢至今不已，近轉血痢，腸鳴肛痛，腹痛攻撐，脈弦細，尺反大，脾病肝旺，不可再忽。

薺菜花 炭 三錢　杜仲 鹽水炒 三錢

上川連 五分　煨葛根 錢　炒紅花 三錢

廣木香 五分　條白芍 錢半　銀花炭 三錢　九香蟲 焙 錢半

苦參 錢半　枳殼 錢半　赤芍 三錢　車前子 包 三錢

丞主

腸鳴痢血

梅核已潰

濕熱肝氣互走三陰絡發為梅核

流注已潰兩頸脈濡續竄不已

歸身錢　細生地錢　五加皮三錢　粉萆薢錢

赤芍錢　川柏錢　忍冬藤錢　生米仁三錢

土貝錢　防己錢　絲瓜絡錢

産後近三月（子夜）自下血不已，咳嗽失血。症來腰痛，乍寒乍熱，少寐，氣逆，心悸耳鳴，納少脘痛，脈細弱虛甚，損陰，予補。

炙鱉甲三錢　川石斛四錢　扁豆衣三錢　生蛤殼开

（秋石水拌炒）元參三錢　細生地三錢　硃茯神三錢　生谷芽四錢

功勞子三錢　淮山藥三錢　清阿膠（海蛤粉拌炒）錢半

五十二

下血蓐損

流注高腫

流注高腫行止俱不便肝脾不足

湿痰凝阻理之不易

歸身三 白芥子一 土貝母錢 絲瓜絡錢

金毛脊去毛炙三 陳皮一 白蒺藜炒去刺錢 桑枝尺

川斷鹽水炒三 法半夏錢 菟絲子鹽水炒三

效嗆痰中帶紅，脘下隱隱，神疲腿痠，脈弦，失血十年屢發，剋困感冒，偏肺，肺主氣，肺病氣阻，須逐漸清理。

旋覆花包 霜桑葉三錢 原金斛三錢 炙雞金三錢

炒瓜樓籽开 白杏仁去三錢 東瓜子开 大腹皮三錢

台烏藥文 川貝母三錢 絲瓜絡三錢 藕節五個

鮮芦根开

五十三 效嗆痰血

腿足浮腫

腿足暑天作腫此氣弱濕陷也近日足膝畏寒兩臂痠癢動尤痠脈弦不足風濕入絡須循序解散之

全當歸三 豨薟草錢 陳皮一 防己錢

淮牛膝錢 臭梧桐錢 製半夏錢 粉萆薢四

片姜黄錢 白蒺藜四 秦艽三 桑枝尺

肺降不足，肝升有餘，咳嗽反復，久纏已
歷八年，嗆甚則頭暈惡心，痰吐不流利，
脈弦滑，舌黃膩苔不充，痰熱亦平，宜標
本兩治。

鮮南沙參四　黛蛤散包　橘白二　扁豆衣三
川貝母三　生石決明研　竹茹錢　生米仁四
白杏仁三　川石斛四　茯苓四　玉蝴蝶三分

五十四　咳嗽一年

痰火寒熱

痰火未降表邪留戀語言錯雜寒
熱往來宜表裏兩濟

青蒿三錢　川貝母三錢　青礞石一錢　橘紅一錢
赤苓三錢　陳胆星八分　白金丸八分　荷葉梗一开
白蒺藜　[illegible]蛤殼开　乾菖蒲
鮮竹瀝一开　温服

嘔吐已是癸水不行脈濡宜和
肝胃

旋覆花錢　竹茹錢　川連外　鮮佛手錢
代赭石三錢　陳皮一錢　淡吳萸三分　炒穀芽錢
枳殼錢　茯苓四錢　廣鬱金

玉書

痰涎壅阻氣分足腫少腹脹夜臥

氣升脉濡須速開解散

旋覆花錢半　新會皮一錢　五加皮三錢　杜坎炁一条

代赭石生　宗半夏錢半　東皮錢半　胡桃肉錢

白杏仁三錢　茯苓四錢　車前子三錢　沙苑子三錢

陳麥柴四錢

喉風鎖金脈數邪盛而重仍兼忽視

鮮桑葉三　墨旱蓮三　馬勃五分　枇杷露四兩

鮮生地兩　川石斛四　甘中黃二　土貝四

鮮竹茹二　黑山梔三　飛中白　鮮蘆根兩

金鎖匙二

五六

發熱頭暈惡心嘔吐胸悶脅痛

脈細數舌黃垢係肝病重理之 張紀帥之

淡豆豉三錢 白蒺藜錢半 只殼錢 滑石四錢

黑山梔 石決明研 竹茹錢 澤瀉錢

萆薢三 青蒿錢 桑葉錢 白菊花

鮮佛手錢

咳嗽逾兩日左脇痛最防失血

紫菀二錢　海浮石四錢　桑葉三錢　絲瓜絡三錢

白杏仁四錢　生蛤殼五錢　橘白二錢　茯苓四錢

川貝母三錢　車前子五錢　生草節三分　竹茹三錢

枇杷露五錢

五十七

欬嗽久不止恐則氣急脈要而弱
奏功

歸身二　蘇子錢半　茯苓錢　象貝錢
款冬花錢半　白芥子七分　陳皮一　製半夏錢半
白杏仁錢　炙枳殼錢　米仁錢　車前子錢
冬蟲夏草二

陰虛火浮，易受風燥之氣，致咽關喉痛作乾，紅腫微碎，最易邪戀，久纏未已，泛視

霜桑葉錢半　生蛤殼五　川石斛四　珠燈芯三分

白杏仁四　元參錢半　竹二青錢半　枇杷露兩

土貝母　生草三分　淡浮石四

李八

嘔血止後腹大脈數此血脱氣不用

歛澀五內閉肝脾也汗中潛氣急

桑白皮三 吳茱萸三 生米仁四 仙鶴草錢

大腹皮三 六曲四 豬苓錢 于朮丸二

五加皮三 茯苓子料 澤瀉三 墨旱蓮

目赤起星且有翳障兩足濕入絡行動不便當擇要立方

桑葉三錢　蕤仁錢　淮牛膝錢　生米仁四錢

甘菊瓣三錢　木賊草錢　五加皮三錢　左秦艽錢三錢

白蒺藜四錢　夜明砂三錢　伸筋草三錢　赤芍三錢

桑枝尺

五十九

惡寒熱不揚脈弦數舌黄濕邪
内蘊不可忽視
淡豆豉三 蔓荆子三 枳殼四 滑石四
杜藿梗三 白蒺藜四 赤茯苓錢 豬苓錢
乾佩蘭三 防風二 車前子錢 澤瀉三
夏枯草

廿十日糊語少寐口乾舌灰黃胎
問脈數防神昏內陷
淡豆豉三錢　蟬衣三錢　連翹三錢　白杏仁四錢
鮮金斛四錢　牛蒡子三錢　紫貝齒一兩　滑石四錢
江只殼一錢　赤芍三錢　鮮蘆根一兩　枇杷露一兩
鮮竹茹三錢

乙字

王彰 肺損欬血痰濃脈微數左
經不可忽視

鮮生地开 墨旱蓮三 黛蛤散开 款冬花开
白杏仁研 東瓜子开 新[illegible]三 粉甘草八
川貝三 鮮竹茹三 地骨皮三 十灰丸三
鮮蘆根开

傾跌之後血上下溢內病腰滿瘀

塊脈弦反有大憂損不易見功

歸身錢　炒槐花三錢　盤女貞三錢　澤瀉三錢

牛膝炭錢　炒地榆三錢　淮山藥三錢　陳麥柴三錢

參三七三分　墨旱蓮三錢　川石斛四錢　炒銀花三錢

六十二

表熱八日，便閉，胸悶，脈數，右部不暢，濕溫痰濁交結，防轉重。

淡豆豉三錢　竹茹三錢　飛滑石包　薄荷一錢

黑山梔錢半　硃連翹三錢　桑葉三錢　鉤藤四錢

江枳殼錢半　赤苓三錢　牛蒡子三錢　白杏仁四錢

鮮蘆根一兩

爛喉風，幸脈轉數，但溫熱積伏深重，夜來熱極神昏，鼻以以致爲情四

原金斛四　青蒿子三　生石決明兩　西滑石四

桑葉三　薄荷七分　白蒺藜四　甘中黃八

赤芍三　連翹三　竹茹三　鮮蘆根尺

西豆豉四　土貝母六十三

飽悶消食而後爲下流利通順氣

脈滑

越鞠丸三 只壳另 沉香屑四 瞿麥三

余辰莪半 橘白二 炙雞金三 通草二

川石斛三 法半夏三 車前子四 炒香穀

鮮佛手另

烟牙疳出血不淨，當再清化解之

鮮生地开　生中黄乙　淨浮三

銀花三　石決明开　滑石四

連翹三　土貝母四　花粉三

白茅根开

六十三

惡寒止發熱猶會頭痛眩暈方
甚脈要經旨育陰潛陽泄風
青葙子錢　蔓荊子錢　珠茯神四　料豆衣三
功勞子三　白蒺藜四　橘白二　白薇錢
川石斛四　石決明开　竹茹錢　赤芍三
生谷芽

素來營虛肝元痰氣交阻最易蔓延
久成癧

白歸身[illegible] 海蛤粉[illegible] 橘白二 夏枯草[illegible]
白蒺藜[illegible] 土貝母[illegible] 合歡皮三 昆布[illegible]
絲瓜絡[illegible] 川石斛[illegible] 青皮[illegible] 海藻[illegible]
生穀芽[illegible]

六十四

熱十六　疹透不多胸間乾灰
黃膩正在出入關頭毋忽

淡豆豉三　牛蒡子三　只殼錢半　白杏仁明
鮮金斛半　赤芍三　竹茹三　澤瀉三
陳連翹三　紫貝齒开　滑石明　蘆根开
白茅根开

欬痰膩飲差漸瘥宜治肺化
痰無形鼻下
半夏三　茯苓四　只殼錢　通草二
白杏仁四　陳皮二　生蛤殼五　金櫻子三
象貝四　鹽半夏錢　東瓜子五　杜仲三
白前錢

承直

攝述上下奪血近日腹滿較疼痠
臉面浮腫赤少納
川石斛四錢　全瓜蔞四錢　牛膝炭錢半　東瓜子四錢
陳皮一錢　大腹皮三錢　參三七末冲　生米仁四錢
鹽半夏錢半　茯苓四錢　藕節半　象貝四錢
陳麥柴三錢

產後旬日又感風溫喉風滿口

白腐肺胃防氣急音閉

桑葉三錢　馬勃八分　茺蔚子三錢　金鎖匙一錢

白杏仁三錢　飛中白一錢　澤瀉一錢五分　枇杷露一兩

土貝三錢　甘中黃一錢　川石斛四錢

生蛤殼一兩　燈芯

七十六

久欬脈細皆屬氣虛須加意頤養

六君子丸三　生穀芽錢

生蛤殼研　歸身錢

款冬花錢　麥冬錢　東瓜子錢

蘇子錢　生米仁三　冬蟲夏草二

川斷三　[illegible]錢

欬嗽痰濃，夜來氣急形寒甚，
法宜表裏兩治。

蘇梗三錢　前胡三錢　款冬花三錢　代赭石四錢
葶藶子三錢　牛蒡子三錢　白杏仁三錢　車前子三錢
赤芍三錢　紫菀二錢　象貝四錢　生草八分
鮮佩蘭三錢

六十七

饋雜不能食腹痛之便少脈左細
右濡擬先順氣疏中
瓜蔞皮四 台烏藥錢 赤苓三 大腹皮三
橘白一 沉香麯三 澤瀉三 生米仁三
薑半夏錢 炙雞金三 豬苓錢 陳佛手
生熟穀芽各

腰背痠不止脈要數此勞傷
挾風濕爲患也
金當歸三錢 杜仲三錢炒 豨薟草 沙苑子三錢
金毛脊三錢 白蒺藜炒 臭梧桐三錢 茯苓炒
川斷三錢 台烏藥 五加皮三錢
桑寄生三錢

六十八

腹脹胸悶噁心欲吐少腹脹墜神
疲脈濡細宜和肝脾
只殼一錢 炙雞金三錢 杜仲三錢 四製香附錢半
橘紅一錢 陳香櫞一錢 川斷三錢 金鈴子錢半
法半夏錢半 大腹皮三錢 九香蟲錢半 延胡索三錢

肝胃不和痰湿内阻面目黄小溲赤食下易阻易恶心脉不暢運化呆矣

越鞠丸三钱 上川連四分 廣青皮四分 猪苓钱半

橘红二钱 淡吴萸二分 廣鬱金二钱 建澤瀉三钱

法半夏钱半 豆蔻殼钱半 乾菖蒲 茯苓四钱

炒穀芽生

六九

乳癰潰膿而歸餘腫而痕最防纏
囊不可輕忽
歸尾三 連翹三 絲瓜絡錢 花粉三
赤芍三 甘皮錢 鱉甲末三 川楝子錢
土貝母 忍冬藤錢 枸橘三 元胡索一
蒲公英三 路路通三

欬嗽吐沫卧則喘塞脈數

不飲食宜從肺經宣泄

旋覆花錢 只壳錢 紫菀二 冬種白玉三錢

代赭石生 桔梗三 白前錢四 茯苓四錢

白杏仁四 象貝四 全瓜蔞四 款冬花

生薏苡五 東瓜子錢半

喉風腫痛，服前稍退，嚥物仍痛，

脈火浮，須速滌清理。

桑葉三　鮮沙參四　生石決明兩　馬勃七分

赤芍錢　白杏仁四　白蒺藜四　甘中黄二

貝母錢　竹茹二錢　白前　鬱金錢

枇杷露兩